黃金暢銷版

你做的檢查、治療都是必要的嗎？

小心！過度的醫療行爲，反而嚴重傷害你的健康！

作者
江守山

方舟文化

【江守山醫師利益揭露聲明】

・本人三年內沒有擔任任何藥廠的有給職、無給職顧問、未領取藥廠津貼、費用。

・本人三年內沒有從醫院接受任何津貼、費用。

・本人三年內未從衛福部支領任何津貼、費用。

推薦序
主流醫學中罕見的反省之聲

美國自然醫學執業醫師／陳俊旭

江守山醫師是我敬重的前輩，也是臺灣少見有良知、敢說又敢做的醫師。在這一本《你做的檢查、治療都是必要的嗎？》書中，江醫師帶讀者深入了解當今全世界過度醫療的亂象，比起歐美，這個現象在施行全民健保的臺灣，實在有過之而無不及。

我認為，為了全民健康也為了國家財政，這是一本人人必備的就醫指南，也是每一位醫學生在就學時和執業前必讀的教科書。對於每天忙於診間的醫者，不妨在停下來喘一口氣時，捫心自問，亂象繼續下去有意義嗎？很可惜，目前許多醫療人員在利益掛帥的壓力之下，不得不扭曲良知與醫德，持續浪費醫療資源，或是製造疾病以謀求自己生計。

江醫師在書中全面檢討當今臺灣醫療院所過度醫療的現象，並提出該有的客觀建議。這在臺灣的主流醫學中，屬於相當罕見的反省聲音，但在美國正統自然醫學的養成教育裡，卻是最基本的概念。美國的自然醫學醫學院，所教導醫學生的行醫準則，就是慎用人工藥物與具有潛在傷害性的檢查。我在華州和加州領有的醫師執照，允許我開診斷、開藥方、開檢驗處方，但是自然醫學醫師不到最後關頭，不輕易開立壓抑症狀的人工藥物，而是盡可能找出致病原因，運用天然藥物或天然療法加以逆轉疾病。

對於許多民眾趨之若鶩的高階健檢項目，凡具有侵略性或傷害性大於預防性的本質者，自然醫學也是採取保守的態度。目前外科醫師動不動切掉病人子宮、卵巢、闌尾、扁桃腺、膽囊的做法，我們也都認為有待商榷，因為常常得不償失。以上種種自然醫學所堅持的醫療常識，居然在江醫師的書中都有明確地闡釋，這不但令人驚豔，更是全民的福氣，因為此書揭開了醫界許多不為人知的神祕面紗，讓民眾有機會接近真相。

我會在看診時大力推廣此書，並建議就診病患人手一冊。對於健檢與治療，一般人必須建立正確的態度，過與不及皆非好現象。我發現有些人全面拒絕健檢，認為「沒檢查沒病，檢查出來都是病」，這是非常鴕鳥的心態，很容易延誤病情，實不可取。**殊不**

知，適度健檢，不但能提早發現問題，而且八○%以上的健檢異常，可以透過自然醫學的療法得到逆轉甚至治癒。

另外，有些人動不動就去醫院看診，這家不滿意就換下一家，反正健保會給付，或是不在乎花多少錢，為的就是要求得心安，但卻掉入了「過度檢查」和「過度治療」的陷阱中，浪費健保資源，或是充實了有心者的荷包，這就是江醫師在書中一再呼籲大家要三思之處。

我曾在美國的復健中心和療養院工作多年，看到美國很多老人家每天要吞下幾十顆藥丸，耳聞現在臺灣的老人也不遑多讓，對於深知西藥危害的內行人來說，這景象真是令人觸目驚心！藥物濫用實在非常可怕，我非常同意江醫師所說，**臺灣洗腎率高居世界第一，和吃太多藥，絕對有關。**從自然醫學的角度來看，藥物濫用是非常容易改善的亂象，通常只要透過正確飲食與營養補充，就可減少大部分藥物的使用。

本書也提出了生活中常見八種疾病「不當治療」的應變方法，我覺得相當珍貴。例如，感冒藥其實都在壓抑症狀和免疫力，為何不適量使用紫錐花呢？我在臨床上也發現高品質維生素C其實相當有效。抗生素濫用不但會搞壞身體，還會養出超級細菌，要記得使用益生菌來平衡一下。此外，補牙常用的汞齊也是可怕的東西，在一些已開發國家已經開始禁止了，大家趕快覺醒吧！降膽固醇的史塔丁藥物問題多多，為何不使用無副作用天然食品，例如納豆激酶和無雜菌的紅麴呢？

總之，白色巨塔並非大家想像中的完美與神聖。醫療體系是由人所組成，不可否認，只要是人，就會有缺點，其所建構的組織就會有缺失。任何專業都需要不斷地檢討與改進，才會更趨完善，醫療也不例外。幾十年後，如果再回過頭來看這一本書，你會發現它很重要，有它存在與被重視的必要。

希望我們的未來醫療能更精準、更有效率，大家共勉之！

（本文作者陳俊旭為美國自然醫學執業醫師，現任臺灣全民健康促進協會榮譽理事長。除了國內外完整醫學訓練外，還領有美國正統自然醫學醫師執照。著有健康叢書十本，並常受邀在美國、加拿大、臺灣、中國、新加坡、馬來西亞等地巡迴演講。二〇〇九年開始於臺灣、美國兩地開設健康課程；二〇一〇年成立「臺灣全民健康促進協會」與「健康之音」網路廣播電臺，以提供全方位的健康醫療服務。）

自序
小心！過度的醫療行為，是洗腎、致癌的催化劑！

身為一名腎臟科醫師，面對年年攀升的洗腎人口，一直讓我感到相當無力，好不容易醫好一個，卻又來了兩個。每每看到這些洗腎病人，我的內心總是不斷自問：「為什麼臺灣洗腎人口會居高不下？有沒有什麼好辦法可以降低洗腎率呢？」

為此，我開始大量鑽研國際知名醫學期刊與研究，也的確從中找出了「糖尿病患者只要多吃魚，就不容易產生腎臟病變」等掌握「腎力」的有效資訊。然而在這個過程中，我同時也發現，臺灣洗腎人口之所以這麼多，有一項不容忽視的因素，那就是「過度醫療」。

事實上，過度醫療並不是臺灣獨有的現象，只是相較於歐美各國，臺灣人對醫療過度依賴，不僅自行到藥房購買成藥，而且愛看醫生，**平均一年看十五次病**，**是美國的三倍**，**同時更是世界第一**。再加上過分信賴儀器檢查及檢驗數據，醫師為避免醫療糾紛而排了一堆檢查；X光、電腦斷層（CT）、正子攝影（PET）等含有輻射的影像檢查，更因此淪為篩檢工具。殊不知這些行為不僅催化了洗腎的發生率，更可能誘發癌症等嚴重疾病。

檢查、治療做太多，反而容易出問題

儘管過度醫療衍生的問題令人擔憂，但要界定並不容易，畢竟患者和醫師多半都認為自己所採取的醫療行為是必須的。但問題是，根據研究顯示，**四〇％現行的醫療措施和藥品是無效、甚至是有害的！**為了設法減少過度醫療，美國醫學會（American Medical Association, AMA）特別提出定義：**舉凡超過疾病實際需求的所有醫療行為（包含檢查、診斷和治療），就可視為過度醫療**。此外，美國內科醫學委員會（American Board of Internal Medicine, ABIM）也從二〇一二年開始，發起了一項「明智選擇運動」（Choosing Wisely campaign），鼓勵醫病共同討論「沒有必要」執行的醫療服務，並由各個學會自發性提出「前五大過度或不建議執行」的醫療行為。時至今日，這項運動不僅在全美有八成的醫師參與，同時更獲得全球各國醫界響應。

至於臺灣，目前雖然尚未正式提倡明智選擇運動，但已有不少醫師關注，醫療改革基金會也開始注意這個問題，董事長劉梅君便曾撰寫〈臺灣醫改當務之急——向「過度醫療」說不！〉一文，呼籲大眾重視過度醫療問題。這也正是我撰寫此書的主因，我想改善臺灣過度醫療問題，民眾的吃藥、就醫觀念絕對是最大關鍵，而出版本書的目的，就在提供民眾正確的醫療資訊指標，以幫助患者找到方向。

透過本書建立正確醫療態度，為自己和家人的醫療行為把關

目前，由「明智選擇運動」所提出的不建議之醫療行為已超過兩百五十種，但我認為面對醫療要做出明智選擇，重點應在觀念的建立，而不是一味地按圖索驥。因此在本書中，我只針對臺灣民眾最常見，且影響最大的十二種不當檢查和治療，進行深入分析說明。除了幫助民眾了解這些醫療行為所潛藏的害處之外，同時也提供正確的因應之道，讓讀者在閱讀的過程當中，不僅能對這些醫療行為有更深的認識，還能自然吸收明

智選擇的思考模式、建立正確的醫療態度。

此外，**本書所列的不當醫療行為，皆有許多嚴謹的研究佐證**，然而讀者有時可能會面臨「該項檢查（治療）為醫師建議或有研究提出有益，但本書並不建議」的矛盾，例如近年PM2.5空污問題嚴重，導致肺癌連年位居十大癌症死因之冠，就有不少醫師和健檢中心提出「以低劑量電腦斷層來篩檢肺癌」的說法，這點正與本書立場相悖。

此時我希望讀者能不盲目聽信任何醫師和研究所說，而是更仔細地了解這些說法的可信度。像是所謂的「研究證實」，至少得了解該研究到底是「動物研究」還是「人體研究」？是否已排除患者心理作用（對照雙盲研究）等因素影響？甚至包含研究人數與研究單位等多項考量。只要能有這樣的思考習慣，自然能在各方紛紜的說法中，找出真正值得信賴的依據，以此延伸，在面對各項醫療行為時，便能做出最佳考量。

＊讀者若對明智選擇運動提出的不建議之醫療行為有興趣，可以手機掃描下方QR Code，至活動官網（www.choosingwisely.org）查詢。

聽懂很重要

閱讀之前一定要先了解的「醫療常用術語」

在閱讀前，建議先透過以下說明，理解書中醫療常用術語所代表的意義：

1 陽性／陰性／偽陽性／偽陰性

醫療檢查結果的判讀方式之一，其意義分別為：

- **陽性（＋）：**檢查結果出現「陽性」反應，表示「不正常」、「有問題」，例如檢驗尿中是否有帶血，陽性就是尿中有血。
- **陰性（－）：**檢查結果出現「陰性」反應，表示「正常」、「沒問題」，例如檢驗尿中是否有帶血，陰性就是尿中沒有血。
- **偽陽性：**假的陽性，也就是檢查結果為「不正常」，但事實上是健康的人。
- **偽陰性：**假的陰性，也就是檢查結果為「正常」，但事實上是有病的人。

2 假手術

本書提及的假手術，是研究時為了與真正的手術對照比較而進行的手術，過程包含麻醉、切口，皆與真正的手術相同，但實際上並沒有任何醫療處置，用以排除病人因心理作用產生的好轉感受，以了解手術的真正效果。

3 安慰劑

安慰劑不含有效成分，是臨床試驗中為了與真正的試驗用藥對照、比較，而給予的藥劑，其形態、劑量、味道皆與試驗用藥相同，藉以了解其具何種效果。

4 預防性治療

在身體未出現症狀前，就針對「身體可能出現的症狀」所採取的治療行動。例如手術後為了預防傷口感染，會給予預防性抗生素藥物。

5 〇〇病「前期」

疾病相關致病因子已在生物體內產生病理變化，但臨床診斷無法察覺，即尚未出現臨床症狀。例如糖尿病前期，是指血糖高於正常值，但尚未出現糖尿病症狀。

6 切片檢查

指使用稍具侵入性的方式，取出身體些微組織成分，再透過顯微鏡檢查細胞，以確定診斷的檢查行為。取出身體些微組織的方法有很多，例如活體穿刺、手術（開刀）切片等。

7 活體穿刺

使用類似注射器的長針刺入體內，取出身體些微組織成分，再透過顯微鏡檢查細胞以確定診斷，是切片檢查的方法之一。

8 追蹤檢查

針對身體病症進行定期檢查，以了解病症的發展狀況。

9 侵入性／非侵入性檢查、治療

醫學上的侵入性檢查、治療，指帶有一定創傷性的醫療措施，如各種注射療法（打針、注射點滴）、手術等，而非侵入性檢查、治療則不涉及破壞皮膚或組織、不進入身體，也就是不會對肌肉、神經、血管等造成直接損傷，如超音波、X光等。

10 細胞或腫瘤「癌化」

一般細胞或良性腫瘤細胞，在變成癌細胞之前出現的病理變化。

11 零期癌症

僅侵犯黏膜上皮層之內（Tis），並未侵入至黏膜肌層，也無淋巴結侵犯（N0）和遠處器官轉移（M0）的癌，通常手術完整切除就可治癒。

12 過度檢查／過度診斷／過度治療

- **過度檢查：**「超過疾病實際需求」的所有檢查，例如非必要情況進行過度精密、反覆頻繁的檢查，或給病人帶來的傷害大於好處、不能延長壽命的篩檢等。
- **過度診斷：**「超過疾病實際需求」的醫療診斷。這類疾病可能短時間（甚至永遠）不會進展為臨床期，或並不會引起身體不適症狀及危害生命，卻因「過度檢查」被發現而所做出的診斷，其問題是可能導致不必要的醫療處置。
- **過度治療：**「超過疾病實際需求」的所有治療行為，例如感冒時服用成藥，或者治療一些病人到壽命終了還不會受到影響的疾病。

觀念很重要

一分鐘 QA 快速測：我的健檢、看病、吃藥習慣正確嗎？

大部分人都相信，醫療能保障健康。問題是，大多數人沒有正確的就醫習慣。以下測驗將可幫助各位了解，你的健檢、看病、吃藥習慣（或觀念）是否正確。讓我們開始測驗吧！

____Q1 發現感冒時，你都如何處理？

(A) 服用藥房購買的伏冒飲或感冒藥。
(B) 直接看醫生拿藥。
(C) 多喝開水多休息，兩個星期沒好就去看醫生。
(D) 多喝開水多休息，久了就會自然痊癒，沒必要看醫生。

____Q2 你認為一般該從幾歲開始做定期健康檢查？要多久時間做一次？

(A) 30 歲開始，每年一次。
(B) 30 歲開始，每三年一次。
(C) 40 歲開始，每年一次。
(D) 40 歲開始，每三年一次。

____Q3 一般女性的乳癌篩檢，下列哪個選項是最好的選擇？

(A) 觸診。
(B) 觸診＋乳房超音波。
(C) 觸診＋乳房X光。
(D) 觸診＋乳房核磁共振掃描（MRI）。

____Q4 **下列哪個選項的器官，對輻射有高敏感度，應盡量避免預防篩檢性的輻射檢查？**

(A) 乳房、肺臟。
(B) 子宮、肝臟。
(C) 腦、食道。
(D) 骨、腎臟。

____Q5 **下列哪項治療，無法預防心肌梗塞及梗塞後的死亡？**

(A) 攝取高濃度魚油。
(B) 運動、激動時胸痛，證實冠狀動脈狹窄後安裝心導管和支架。
(C) EECP 體外反搏療法。
(D) 持續服用紅麴。

____Q6 **藥名中包含以下名稱的藥品，何者不是抗生素藥物？**

(A) 西林、環素。
(B) 黴素、頭孢。
(C) 沙星、磺胺。
(D) 他汀類（史他汀）。

____Q7 **以下哪一種影像檢查沒有輻射？**

(A) 超音波。
(B) 低劑量電腦斷層。
(C) 骨骼掃描。
(D) 正子攝影。

____Q8 **下列哪種補牙材質對健康有嚴重危害？**

(A) 複合樹脂。
(B) 陶瓷。
(C) 汞齊（銀粉）。
(D)以上皆非。

____Q9 下列哪一種癌症篩檢，是安全而且確實有效（可降低死亡率）的？

(A) 肺癌：低劑量電腦斷層。
(B) 攝護腺癌：PSA 檢測。
(C) 子宮頸癌：子宮頸抹片檢查。
(D) 以上皆非。

____Q10 若確診為細菌感染而引起的疾病，在使用抗生素時，應同時補充下列哪一種營養素？

(A) 維生素B群。
(B) 益生菌。
(C) 維生素D。
(D) 鈣。

看解答：每題答對得10分，最後再合計總分

Q1 (C) 多喝開水多休息，兩個星期沒好就去看醫生。

普通感冒的正常病程只有 1 ～ 2 週，所以兩個星期沒好就表示可能已併發其他問題，例如繼發性細菌感染，此時不能再置之不理，最好立刻就醫。

Q2 (D) 40歲開始，每三年一次。

醫療檢查並不是越多越好！對一般民眾來說，從 40 歲開始、每三年進行一次健康檢查，已可保障健康的基本需求。

Q3 (B) 觸診＋乳房超音波。

東方女性的乳房組織較緻密，超音波的解析度反而更好，而且偽陽性的比例低，又無放射線疑慮，安全性遠高於乳房攝影，只要再配合觸診，就能達到很好的篩檢效果。

Q4 (A) 乳房、肺臟

子宮、肝臟、腦、食道、骨、腎臟等組織對輻射敏感度較低，只有乳房和肺為高敏感部位。

Q5 (B) 安裝心導管和支架。

安裝心導管和支架雖然可以在心臟病發作的急性期，有效延長患者壽命，卻無法預防心肌梗塞再度發作。

Q6 (D) 他汀類（史他汀）。

史他汀為降血脂藥物。

Q7 (A) 超音波。

超音波檢查是種基於超音波的醫學影像學診斷技術，並不會產生輻射。其餘檢查的輻射量，根據原委會公告，分別為：低劑量電腦斷層 0.8 ～ 1.5 毫西弗；骨骼掃描 4.4 毫西弗；正子攝影 7 毫西弗。

Q8 (C) 汞齊（銀粉）。

汞齊（銀粉）補牙會造成慢性汞中毒，對健康有嚴重危害。

Q9 (C) 子宮頸癌：子宮頸抹片檢查。

子宮頸抹片篩檢已有研究證實，可降低子宮頸癌發病率和死亡率 75%，篩檢過程相當安全。其餘的癌症篩檢，不僅無法降低發病率與死亡率，而且檢查過程還可能具有風險。

Q10 (B) 益生菌。

抗生素會殺死腸道細菌，而腸道掌管了人體營養吸收、毒素排除和免疫調節三件大事。研究已經證實，腸道菌相的平衡，與人體肥胖代謝疾病、自體免疫疾病、癌症與精神及神經退化等疾病皆有密切關聯，因此若是必須服用抗生素，就應同時加強補充益生菌。

測驗結果：我得到（　　　　　）分

90～100分：

你有正確的健檢、看病、吃藥習慣（或觀念），透過本書可強化「明智選擇」的思考模式，讓醫療真正成為維護健康的最佳利器。

60～90分：

一般人平均得分，健檢、看病、吃藥習慣（或觀念）仍有不足，請透過本書找出醫療盲點，面對醫療時便能做出更明智的選擇。

60分以下：

你的健檢、看病、吃藥習慣（或觀念）相當危險，極可能已經受害卻不自知，請仔細閱讀本書，重新建立「明智選擇」的思考模式與正確的醫療態度。

第一章

你得到的是「治病」效果，還是「致病」風險？

CONTENTS

CONTENTS

第三章

生活最常見的8種不當用藥&治療

CONTENTS

第一章

你得到的是「治病」效果，還是「致病」風險？

1-1

積極檢查&治療，就能保障健康嗎？

看診、吃藥……醫療行為越多，反而越有害健康

你不知道的醫療風險【臨床案例】

「唉……只是做個健康檢查，沒想到差點把命送掉了。」

電話彼端正在感慨的，是和我交情很好的高中學長。細問端倪，才知道學長先前在健康檢查時，因為考量近年來大腸癌罹患率越來越高，周遭的人也都認為要小心預防，所以也從善如流地做了「無痛大腸鏡」的檢查。

一般醫師在幫病患進行大腸鏡檢查時，如果發現大腸長了息肉就會順便切除，學長的情況正是如此。沒想到做完檢查後，回到家半夜感覺身體不對勁，而且渾身冒汗，急呼太太趕快叫救護車，後來在救護車上，血壓已降到七五／五〇毫米汞柱，到院檢查後，才知道是息肉切除的傷口受感染，並因此併發敗血症。所幸學長夠有警覺性，及時就醫，這才撿回一命。

大部分人都相信：以預防為目的的檢查或治療對健康有益處，而生病去看醫生，更是天經地義的事。但真的是這樣嗎？

四〇％的醫療措施和藥品是無效的！

多數人以為可以透過「積極的醫療行動」來保障健康，現實中，我們卻往往時常聽到一些相反的事例，像是「明明每年都安排健康檢查，卻仍突然被宣告罹癌」，或是「接受了手術和治療，但身體不僅沒好起來，反而感覺更糟糕」等，這些情況當然並非臺灣獨有，而且早已獲得不少醫界人士的注意。

二〇一三年，世界醫院排名第一的美國梅約診所[1]，曾發表一項研究指出：「四

1 梅約診所（Mayo Clinic），官方中文譯名為梅奧醫院，位於美國明尼蘇達州羅徹斯特（Rochester），是世界最著名的醫療機構之一，同時也是全美排名第一的醫院。

〇%現行的醫療措施和藥品是無效的。」[2]這項研究一共回顧了三百六十三篇醫療實證研究，發現現行的醫療措施和藥品，只有三八%被證明是有益的；另外有二二%的結果仍不確定；其餘四〇%是無效甚至有害人體。該研究指出的「無效醫療措施」包括：為了穩定性心絞痛而進行的冠狀動脈支架手術、停經後女性的賀爾蒙替代療法、休克患者放置肺動脈導管、心臟手術中使用的藥物 aprotinin 和 COX-2 止痛藥等。

《英國醫學期刊》(*British Medical Journal, BMJ*)證據醫學中心的調查人員，在評估了三千種現行醫療措施和藥品之後，不僅有同樣的發現，結果甚至更令人擔憂：無論是治癒還是緩解症狀，這些措施與藥品當中，只有一一%確定有效；另外的二三%為可能有效(見第三十三頁圖表1)。也就是說，只有三分之一左右的醫療措施被證實能真正幫助我們，其餘的部分，不僅沒有足夠的證據可以證明有效，當中甚至還有一五%的醫療措施被證明不該繼續使用，因為這些治療方法有可能好壞參半或不太可能有幫助，甚至還可能會對人體造成傷害[3]。

為什麼美國梅約診所與《英國醫學期刊》證據醫學中心，可以指稱有些治療無效，甚至於有害呢？這是因為他們都屬於實證醫學單位，握有充分證據！所謂的「實證醫學」（Evidence-Based Medicine, EBM，又稱循證醫學），是利用科學的方法來獲取證據，以確認醫療成效的一種檢測。由於所根據的立論都必須來自嚴謹的研究過程——尤其是隨機分組、對照、前瞻、雙盲的研究方法[4]，所以獲得的結果最為中肯、準確。

事實上，過去就有不少廣受推崇的治療方式，被實證醫學研究給推翻，例如：膝關節半月板撕裂的運動傷害，過去所有骨科權威一致的見解，就是得將半月板切除，因此，這個手術在美國每年各地都需要進行幾萬次。直到有研究透過實證醫學的方式，把一百四十七個半月板撕裂的患者隨機分為兩組：一組進行真正的半月板切除手術；另一組在手術室裡面，醫師把病人的膝蓋開刀打開之後，什麼都不做再縫回去，也就是在病人不知情的情況下進行「假手術」，亦即所謂的「安慰劑效應」。結果兩組經過術後一年

---

2 美國梅約診所，2013: 88:790-8。

3《英國醫學期刊證據醫學中心臨床手冊》，2011。

4 採行「隨機分組、對照、前瞻、雙盲」等實驗研究方式，可剔除掉最多影響研究的因素（例如安慰劑效應）。

的追蹤發現：**不論有沒有切除半月板，根本不影響病人的預後**（編按：指根據病人當前狀況，來推估未來經過治療後可能的結果）。這時大家才知道：這麼多年來，那些幾十萬次的手術，統統都是白做的！

只有同意書，沒有保證書：醫療始終存在風險

對於醫療措施與用藥，假如只是無效，或許我們還能秉持「花錢消災」的心態，問題是，**不少醫療措施與用藥，對人體的影響不但好、壞參半，甚至還可能造成傷害。**例如：過去有不少女性在接受子宮切除手術時，健康的卵巢也被「順便」摘除，理由是：「這些女性已不需要生育，所以不必再保留卵巢，以免日後有卵巢病變還得再開一次刀。」乍聽起來像是「積極的預防性醫療措施」，殊不知這個措施其實會對女性造成極大的傷害！經過美國婦產科醫學會（The American College of Obstetricians and Gynecologists, ACOG）研究發現：摘除卵巢的女性在年老後，因心血管疾病和骨質疏鬆等相關後遺症，造成早逝的比例將大為增加。

圖表 1　國際知名實證醫學中心公告：
醫療「瞎忙」指數突破四成！

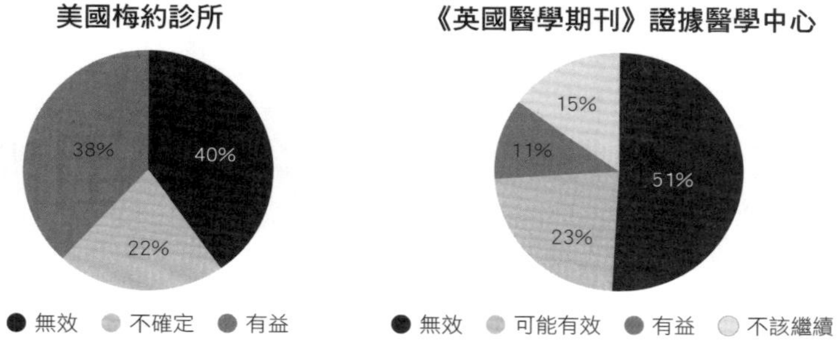

積極檢查與治療就能保障健康？事實上，根據國際知名實證醫學中心的研究，現行的醫療措施和藥品，不僅至少四成無效，當中 15% 甚至還可能有害人體。

對人體可能會造成傷害的醫療措施，同時也包括了用來及早發現、及早治療的「健康檢查」，很不可思議吧？而且就算是非侵入性的檢查項目，也一樣有可能傷害人體。像是近年來廣被各大健診中心推崇的「全身電腦斷層掃描」，實際上早有紐約哥倫比亞大學研究學者發現：**只要進行一次全身電腦斷層掃描，所暴露的輻射程度，幾乎等同於廣島和長崎核爆倖存者所承受的劑量。**

如同投資理財，醫療檢查也一樣有風險。一如本節開頭臨床案例中我提到的學長，明明是為了保障健康而去做健康檢查，而且摘除大腸息肉算是隨大腸鏡檢就可以做的小手術，沒想到會因此差點把命給送了。所以，別再盲目相信「積極檢查與治療就能保障健康」這種醫療神話了，更明智的做法應該是：花點時間去了解自己所接受的醫療措施與藥物，和醫生做充分的溝通並審慎評估所有醫療行為。唯有如此，才能讓醫療成為維護健康的真正利器。

1-2

早一點知道真相，就能避開更多醫療風險

醫生不會告訴你的內幕：「過度檢查」與「無效醫療」賺很大

你不知道的醫療風險【臨床案例】

不抽菸的人，如果在健檢時發現肺部有「無症狀的腫塊」，每一百五十個人之中，才會有一個人是真正的肺癌患者。然而，一旦發現肺部有一個無症狀的腫塊，醫生很可能仍會要求你，每一年或兩年來做一次低劑量電腦斷層檢查。

當初，我的哥哥就是因為在照胸部X光時發現肺部有腫塊，於是以低劑量電腦斷層追蹤檢查，經過連續兩年檢驗，確定腫塊並沒有變大，可認定是良性腫瘤。等到了第三年，當胸腔科醫師要求他做第三次的低劑量電腦斷層檢驗時，我當然馬上反對。因為做一次低劑量電腦斷層，等於把一百二十張胸部X光一次照完，絕對會增加罹患肺癌的機率。這樣的過度檢查反而容易導致細胞癌變，更加危險！

現行四〇%的醫療措施和藥品無效，甚至有害人體，這意味著臨床有將近一半的人，過去和現在所進行的是根本沒有必要的醫療，包括了過度篩檢和不當的治療。

藥單全收，會讓身體「負」出慘痛代價

醫療的正當性與效益的疑慮，可不是我個人的創見或發現，而是切切實實的研究結果。有些人也許認為：「光看一兩個大型研究就這麼判定，即使這些研究機構在全球數一數二，但似乎也有些斷章取義吧？」懂得思考與質疑是好事，如果光是幾個小規模研究確實就有待商榷；然而，現在我們所說的是美國梅約診所的研究，這是對於三百六十三篇既定醫療實證研究進行的回顧分析，換句話說，它是綜合全球三百六十三個極為嚴謹的實證研究，同時統整複數隨機對照實驗的數據，進行後設分析（meta-analysis）之後所得到的回顧研究成果，並非單純只是一個大型的研究而已。

事實上，過度檢查與無效醫療根本賺很大，這是醫生不會告訴你的內幕，（第四十二頁有更多例子）。此外，過度醫療不僅會導致公眾醫療費用劇增，還可能讓病患

未得其利卻深受其害。特別是有些傷害並不只像電腦斷層掃描那樣是累積漸進的，更會對患者的健康甚至生命造成立即性的危害。

例如：頸動脈內膜剝除術，這是一種預防中風的手術，手術時會把頸動脈中的脂肪沉積移除，以避免供應血液到頭頸部的頸動脈阻塞，造成腦中風。一九八八年就曾有研究指出：這項手術有廣泛濫用的情形，**進行這項手術的病人中，有三三%承受的風險大過益處；一〇%的手術病人，會在三十天內因中風而衰弱或死亡。**

由此可見，過度醫療嚴重時極可能致命，是病症本身之外的另一項生命威脅。因此，各國醫學界早有不少人士開始關注，甚至紛紛提出呼籲，像是美國紐約長島北岸猶太醫療系統的首席醫生洛倫斯．史密斯（Lawrence Smith），就曾明確表示：「過度檢查和醫療是美國醫學最嚴重的危機！」

對史密斯醫師所呼籲的相關驗證，包括美國臨床腫瘤醫學會和美國醫師學會等九個醫學組織所發表的聲明：醫學界的確存有許多根本就不需要的檢查和治療，像是對一般疾病進行電腦斷層掃描檢查；大多數背痛者的初期X光檢查；為沒有心臟病症狀的病人，在初步評估狀況時做運動心電圖檢查（出現高危跡象另當別論）；為二十一歲以下的女性，或動過非癌症疾病子宮切除手術的婦女，進行子宮頸抹片檢查；為初期乳癌或輕度前列腺癌患者做骨骼掃描檢查；經常為來日無多的洗腎病人做癌症檢查等。

二〇〇八年十一月，美國華盛頓特區非營利機構的「國家品質論壇」，也發布了一長串過度使用的處方藥、實驗室檢查、診斷性檢查和手術名單，**內容包括：抗生素、X光、心臟斷層掃描、心臟繞道手術、背部手術、膝關節和髖關節置換術、攝護腺切除術、血管成形術、子宮切除術等**，這一長串的醫療黑名單，主要在提醒民眾要關心過度醫療對自己健康的影響。

明智選擇，才能得到真正需要的醫療

時至今日，減少過度醫療的發生，已可說是全球醫師的共同課題。首先是在二〇一二年，美國內科醫學委員會發起了一項「明智選擇運動」，**鼓勵醫病共同討論與排除「沒有必要」執行的醫療服務**，並由各個學會自發性提出「前五大過度或不建議執行」的醫療[5]，供相關單位及一般民眾參考。目前已有七十五個醫事團體、五十個病友團體參與，以加入該活動學會的所屬醫師數來估算，等於全美有八成的醫師參與，可說是舉國醫師總動員。

這項活動後來也獲得各國醫界的響應，如：加拿大、巴西、英國、法國、德國、丹麥、荷蘭、瑞士、義大利、匈牙利、澳大利亞等國，以及亞洲地區的日本、南韓、印度等，都紛紛開始提倡明智選擇運動，期望能幫助患者做出更正確、有效益的選擇，以避免過度醫療的潛在危害。

至於臺灣，目前雖然尚未正式提倡明智選擇運動，但也有不少醫師關注，同時也有醫事團體開始投入相關活動，例如：考科藍臺灣研究中心（Cochrane Taiwan）[6]，就曾

---

5 Foundation, A. Choosing Wisely®. 2018 [cited 2018; Available from: http://abimfoundation.org/what-we-do/choosing-wisely.

6 考科藍系統評價機構是按照已故英國流行病學家 Archie Cochrane（1909~1988）生前的倡議，於一九九三年在英國成立的非盈利性國際評價協作網，目前在一百多個國家（包括臺灣）有超過一萬名協作員，因考科藍的評定具有一定的權威性，是判斷某種療法是否有效的最高標準。

於二〇一七年以實證為基礎，對臺灣前五大過度或不建議執行之醫療，進行初探性的研究；而臺大醫院與臺北市立聯合醫院，近年也開始推動「聰明就醫、醫療銜接與垂直整合」，並於二〇一八年三月，邀請日本推廣「聰明就醫」的知名學者德田安春教授，來臺分享日本分級醫療與聰明就醫的推動經驗，目的就是要整合就醫流程、強化醫療效率，避免重複的診斷與治療，讓患者可以得到真正需要的醫療。

當然，由於這些推動才剛起步，所以一般民眾對其內容並不熟悉，而這也是我撰寫此書的目的。畢竟科學證據對於何種醫藥有效、何種無效，常存在不同的觀點，所以「使病好起來的合理醫療」與「沒有用的過度醫療」之間，往往很難設立出精準的界線。但只要民眾能開始意識到**醫療並非多多益善**，那麼我們就能從己身開始，減少過度醫療對身體的可能戕害。

1-3

過度醫療，藏在「檢查—診斷—治療—追蹤」中

自吃藥、自挨刀!?了解成因，才能從根本防範

你不知道的醫療風險【臨床案例】

「為什麼過度醫療的比例如此之高？難道憑藉著醫師的專業與醫學的進步，無法避免或減少過度醫療的情況嗎？」、「全球醫界掀起『明智選擇運動』，既然有那麼多醫師開始關注，過度醫療的情況應該就會因此減少吧？」

坦白說：「很困難！」因為每個人的情況不同，對甲君來說是必須的合理醫療行為；對乙君來說，可能是不必要的過度醫療，很難一概而定。我想這正是「明智選擇運動」會如此命名的原因，畢竟自己的狀況只有自己最清楚，而醫師只能盡力提供專業資訊與技術，協助大眾做出對自己最好的醫療選擇。

所謂的「過度醫療」，並非只有過度的治療，而是**從檢查、診斷到治療的整個醫療行為，只要其中一環超過實際需求，就可定義為過度醫療**[7]。所以，想要防止過度醫療的發生，我認為不能光靠醫界的動員，更重要的是民眾本身：除了在進行醫療行為前應多做功課，同時對於導致過度醫療的成因，也應有基本的了解。學習這些知識，有助於在看診和醫療時，和醫師進行對等的溝通，為自己做出明智的醫療選擇。至於為什麼會有過度醫療這種事情發生呢？不外乎下列三種原因。

【原因1】白色巨塔中的名、利糾葛

導致過度醫療的成因有哪些？首先無可諱言的，就是「白色巨塔」中的名、利糾葛。所謂的「名」，當然與「名氣」有關，也就是整個醫療系統最頂端的意見領袖，諸如各大教學醫院、大學裡的主任、教授，或是知名、有影響力的醫師，**這些人的「個人看法」常會左右患者與年輕醫師的醫療方向，卻未必絕對正確或適用於各種狀況**。所以，有些患者便會因此受害。

還有另一種與「名」有關的狀況，就是許多民眾常有名醫迷思，以為「有名」等於「醫術好」。實際上，**無論是著作等身還是桃李滿天下，都不等於會開刀或會照顧病人。**像是北部一個國家級的醫院，有一位外科主任，他的手抖得很嚴重，根本沒辦法開刀，不過由於他是很有名的教授，所以找他動刀的患者絡繹不絕，殊不知每次手術其實都是由助手醫師執行。還有一位是一般外科的教授，每次病人給他開乳房的刀，要不是造成感染，就是發生其他器官的併發症，甚至有人因此死亡。由於這些都是不能說的祕密，一般患者大眾當然無從知曉。

當然，我們也不需要誇大這種現象，像是在臺北市一所國家級的醫院，過去曾有一位從醫學院名列前茅畢業的醫師，在進入該院的心臟外科後，每每執刀，患者總是非死即傷，因此多次遭受醫院停止開刀業務的懲罰。然而，這個狀態始終沒有改善，就這

---

7 美國醫學會對「過度醫療」所下的定義：指「超過疾病實際需求」的所有診斷和醫療行為，包括過度檢查、診斷與治療。

樣過了二十年，直到新院長上任後，才決定請這位醫師離職。像這位有氣魄、願意一舉解決延宕多年問題的院長，就讓我深感佩服，而這樣的醫界清流，也絕對還有不少，只是一般民眾很難分辨。

想預防過度或不當的醫療，就必須對醫療界存在的各種「不良現象」有基本的了解，如此才能不被名醫迷思左右你的醫療決定。

至於「利」，當然就是「利益」。雖說醫療不是慈善事業，必須要有一定的收入才能維持營運，然而若是以賺錢為主要目的，過度追求利潤，那麼過度和不當醫療的發生，恐怕就無需意外了。像是近年相當流行的電腦斷層掃描檢查，就常在一般疾病或健康篩檢時廣泛使用，原因就在於：這種儀器的價格很高，必須使用到一定的頻率才能回本。當然，這項檢查的收費也高，所以若能持續高頻率地使用，就能有極佳的獲益。

然而對大眾的健康來說，電腦斷層掃描有很高的風險，像是**做一次心臟冠狀動脈的電腦斷層檢查，放射量就相當於拍了七百五十次X光胸片**。對那些不需要做這種檢查的年輕人（尤其是年輕女性）來說，不但沒能起什麼作用，還會帶來癌症風險。所以，最好只在必要關頭再進行，例如：有高度懷疑病況必須進一步確診，或是已經確診必須進一步了解病況時才使用。

類似的情況還有很多，像是美國癌症學會醫療總監就曾公開表示：**一次免費的前列腺癌篩檢，可以為他的醫院帶來約五千美元的收益**。即使捨棄篩檢本身所帶來的業務收入，篩檢之後眾多得到「陽性」與「偽陽性」檢查結果的病人，也需要進一步進行影像學檢查、活組織切片檢查，甚至手術治療，而這些步驟都能為醫院帶來豐富的收入。

臺灣的情況也差不多，像是林口長庚醫院，就曾於二〇一七年九月遭爆疑似濫用子宮鏡檢查。該院婦產科病人接受鏡檢的比例約一〇．五％，占全國醫學中心總量的四七．四％，是醫學中心平均受檢率三．三五％的三倍之多，其中有一名婦人在三年內，竟然接受了二十五次子宮鏡檢查。二〇一七年十一月，健保署為此進一步辦理專業審查，並清查兩年內的異常案件，結果合計需要追回約兩千零八十九萬元。連國內三大龍頭的林口長庚醫院都會為了業績，不顧病人的安全，浮濫的施行侵入性檢查，那麼其他醫院的情形，大家應該不難想見。

受到「利」驅使的醫療行動，還不僅如此而已，**其中最難以察覺的就是「把疾病的診斷標準放低，以製造更多的假病人」**。以膽固醇的標準為例，膽固醇過高的標準一直

「逐年下修」，從 240 mg/dl 掉到 220 mg/dl，再降到 200 mg/dl。而在二〇〇一年訂定新膽固醇指標的十四名成員中，包括組長在內，有五個人都和降血脂藥的藥廠有金錢上的來往；二〇〇四年更新膽固醇指標之九位成員，有八位在這些大藥廠擔任講師、顧問或研究人員，且後來有兩位離開原先的工作，改去為藥廠工作。

此外如血壓、血糖也一樣，血壓過高的標準，從一六〇毫米汞柱降到一四〇毫米汞柱；血糖的標準也一直下降中，不僅出現所謂的糖尿病「前期」診斷，其空腹血糖的數值下限由 6.1 mmol/L，變成 5.6 mmol/L；糖化血色素也由六．〇％，變成五．七％。所以曾有一位深知內情的人寫了一本書，指控**醫療團體本身就是「疾病製造者」**，藉由越來越嚴苛的診斷標準，不斷地讓越來越多人必須進一步檢查或服藥治療，最後就讓醫院賺得滿盆滿缽。

【原因2】「預防性醫學」被誤解與誤用

當然，過度醫療之所以會在全球氾濫，巨塔內的名利糾葛只是其中一部分，事實上，影響更大的是**預防醫學的意義遭到誤解與異化**。美國曾有人提出：「今天氾濫成災的過度醫療，賬要算到美國前總統尼克森身上。」因為在尼克森任職美國第四十七任總統期間，不僅結束了越南戰爭，打開了對臺關係的大門，而且還提出了「預防保健」的政策，支持保健機構對癌症和重大疾病的預防政策。

其實，尼克森的預防保健政策並沒有錯，他的本義是正確的：透過健康教育，把健康的生活方式傳輸給公眾，靠著健康飲食、體育運動、不吸菸和不酗酒等方式，來預防疾病發生，發揮治未病的作用。這樣的預防醫學觀念，與中醫的「上醫治未病，中醫治欲病，下醫治已病」相似，只是這種預防醫學的觀念，後來被誤解與扭曲了，不僅演變成「早診斷和早治療」的概念，而且在行動上，更是過度依賴各種「高科技」檢查和治療手段。

這種**對預防醫學的扭曲**，**實際上是「把正常人當作病人」來對待**，因為早期診斷的基本策略原本是鼓勵健康的人去做檢查，以此確定他們是不是真的沒病；然而，若是用顯微鏡或放大鏡的角度來挑毛病，結果就是落得：**幾乎從所有健康的人都可以挑出一大堆毛病來**，也因此許多正常人就變得「有病」了。

多倫多大學拉納公共衛生學院的醫生科妮莉亞．貝恩斯（Cornelia Baines），曾於二〇〇五年表示：「我仍然相信，目前大眾對於健康篩檢的熱情，更多是基於恐懼、虛假的希望和貪婪，而不是因為效果和證據。」過去，人們就醫是因為「生了病」，但現在有相當多的人就醫，卻是因為「害怕生病」，想保持健康而進行篩檢。這種情況造成本來健康並無不適症狀的人，在被扭曲過的篩檢結果下卻發現自己「有問題」，於是必須後續檢查、吃藥、注射與手術（基於恐懼），甚至後來必須無休止的定期復查、吃藥與注射，以期能恢復健康（基於虛假的希望），而醫院的過度治療，就這麼順理成章地產生並延續了，這也為醫院和藥物企業帶來豐富的收入（基於貪婪）。

事實上，在這些本來無不適症狀，卻透過篩檢發現「有問題」的人當中，有許多是偽陽性的檢查結果，或因嚴苛的診斷標準所導致的過度診斷。對這些人來說，這些醫療行為根本是不必要的。然而，由於人們對疾病的恐懼之心，因此就算明知如此，卻仍對預防性的檢查難以抗拒，特別是當人們以為「健康檢查對身體並無傷害」時，更會毫無戒心地一直去做檢查。殊不知自己踏上了過度醫療的循環中，首先會遇到過度檢查，後面接著是過度診斷和過度治療，然後是持續的追蹤。

即使過度檢查對身體的傷害，或許不像過度治療那樣明顯而直接，卻會引發骨牌效應，啟動一連串不必要的檢查和治療，以及引發內心的憂慮、懷疑、不安，使身心健康承受難以想像的浩劫。

舉例來說，在一九七〇年代，新聞界建議超過三十五歲才計畫開始慢跑的人，應先去找醫生做「運動壓力試驗」，好確保他們開始慢跑後，不會死於致命的心臟病發作。然而，後來哈佛大學醫學院的湯瑪斯．葛雷伯（Thomas Graboys）醫生研究後[8]卻發現：兩千萬超過三十五歲想開始慢跑的人，在接受了運動壓力試驗後，約有一〇％會有偽陽性結果，也就是**有兩百萬的受試者檢查結果雖然顯示有心臟疾病，事實上並沒有，但是，這些人仍必須接受一連串不必要的檢查和治療**。

此外，在運動壓力試驗呈陽性反應的受試者中，有兩百萬人會接受心導管手術，其中大約兩千人會死於這項檢查本身所具有的危險性；另外，有五十萬人會做心臟繞道

8《新英格蘭醫學期刊》（*New England Journal of Medicine, NEJM*）。

手術，當中約一萬人會因為手術而死亡，還有四千人會因為手術引起心臟病發，這些都是接受運動壓力試驗所帶來的骨牌效應。而前文提到長庚醫院濫用子宮鏡檢查，也曾造成孕婦腹中胎兒變成死胎。由此可見，「健康檢查對身體的傷害遠低於治療」的想法並不正確。

那麼，我們該如何糾正過度檢查和治療呢？基本辦法有兩個：**一是「停止不必要的檢查」，如此就能避免後續的過度診斷與過度治療**。特別是有些癌症的前期篩檢，因為癌症篩檢是最容易引起一連串過度檢查和過度治療的檢查項目，而大部分癌症的篩檢，其實無法帶來任何好處，也就是對於增加存活率、省下金錢、降低失能以及降低住院率等，全都沒有幫助，反而還會因此增加心理壓力，並導致過度檢查和過度治療造成額外的傷害。

國內外皆有大量的臨床調查顯示：**癌症患者約有三分之一是死於過度治療，而非死於癌症本身**。而即便是偽陽性的檢查結果，也必須繼續透過一連串不必要的影像學或切片檢查才能確認。所以，只要能先「停止不必要的檢查」，就能遠離過度醫療的傷害。

另一個方法是**「提高檢查結果的門檻」，進而降低過度診斷**。美國華盛頓大學的瓊・艾爾莫博士，以及哈佛醫學院的蘇珊娜・弗萊切博士，就曾提出了一種減少對乳癌過度診斷的方法，她們調整了乳房X光檢查結果的異常閾值（門檻值），同時，先「嚴密觀察」確定的病變，而不是立即切片，透過提高篩檢的門檻，來降低不必要的檢查與治療。這個方法雖然主要是由醫師進行判斷，但一般民眾不妨蒐集醫療資訊，再與醫師討論，例如：膽固醇指數超標，其實未必真的有問題；即使真有問題，也不一定非得吃藥（詳見第一九三頁）。只要對每一個醫療行為更謹慎地把關，自然就能減少過度醫療的發生與傷害。

【原因3】高科技儀器的神話迷思

時至今日，抗生素、微創外科、器官移植、輔助生育技術、基因療法、幹細胞治療等醫療技術，已經大幅改變了人們對健康和醫療的看法。與此同時，X光、超聲波、心電圖、核磁共振成像、電腦斷層、電子束斷層掃描儀（ECT）、正子顯像和心臟除顫器等高科技儀器，也成為今天人們檢查和治療疾病的常見設備。隨著醫學科學的發展，以及檢查、治療技術提升，「科學至上論」開始深入民眾與醫療專業者的內心，越來越多人相信：尖端技術可以檢查和治療一切疾病。因此，也使得利用高科技、新技術的過度檢查和治療，像瘟疫一樣地流行起來。

以心臟除顫器為例，相當多的心臟科醫生和病人都相信：心臟除顫器可以治癒心血管疾病。心臟除顫器的作用是透過電擊，讓跳動不規則的心臟恢復正常心率，可降低心臟驟停病人的死亡率。美國前副總統錢尼在二〇〇一年安裝心臟除顫器，更發揮了示範作用。然而，美國國家心肺血液研究所的一項調查顯示：美國每年有大約十萬人接受除顫器手術，但事實上，有些心臟病病人根本不需要植入這樣的設備，因為**這項技術對九成心律失常者並沒有效果**。

研究人員查閱了二〇〇六年一月~二〇〇九年六月期間，在美國一千兩百二十七家醫院接受除顫器手術的十一萬一千七百零七名病人的情況，試圖了解醫生是否遵守專業委員會對安裝心臟除顫器的指導原則，結果發現：超過二・五萬名病人的情況不符合指導原則，也就是二二・五%的患者根本沒有必要安裝除顫器。

對此，參與這一研究的美國杜克大學醫學副教授薩拉・阿爾卡迪表示：**心臟除顫器**

只適用於已發生過心臟驟停的病人，剛出現心臟病的人並不適合安裝。雖然這些病人有的到最終可能依然需要除顫器，但其中有三〇%～四〇%並不需要。無謂的手術，不但讓病人得多花費三．五萬美元的手術費，甚至可能連帶受到不必要的傷害和生命風險。

1-4

注意！臺灣人更要小心過度醫療

多篩檢才安心、多吃藥才有效!? 當心錯誤觀念拖垮健康

你不知道的醫療風險【臨床案例】

時近中午，臺北某大醫學中心的領藥處不僅座無虛席，連周遭走道也都滿是排隊領藥的人潮，而領藥處牆上的號碼燈已跳過上千號。一位老伯伯好不容易領到了藥，手上七個藥袋釘在一起鼓得滿滿，不過這還只是心臟病的用藥而已，接著，老伯伯還要拿慢性處方籤去領糖尿病的藥，下午還會再來拿腎臟病看診的藥。

鄰居王奶奶的情況也不遑多讓，已經七十歲的她，有心臟病、糖尿病、青光眼和鼻過敏問題，一個月看四個門診下來，滿滿四大包的藥，除了每天得打兩針胰島素、早晚得各點一次眼藥水之外，還有十一種口服藥，有些早晚吃，有些三餐吃……算一算，每天得吞將近三十顆藥。

以上的情況，許多人應該都不陌生，特別是慢性病患者，早已習慣拿藥一把一把地吞。但是，這麼多的藥，真的都是必要的嗎？拖垮健康的推手有以下二者。

【推手1】看病成癮：民眾太捧場，推動過度醫療搶搶滾

看病成癮應該不難想像，就像臺中有位七十五歲的阿嬤，二〇一五年骨折住院，因身上帶著一大包藥袋，引起護理人員的注意。一問才發現：阿嬤罹患七種慢性病，又在不同的醫院看診，把藥攤開來算一算，總共有二十五種藥品，阿嬤一天得吃四十一顆藥，可怕的用藥量連醫生都嚇了一跳。最後各科醫師會診，幫阿嬤刪除重複的藥，一天剩下九顆，換句話說，其他三十二顆藥都是多餘的！

在臺灣，這樣的狀況比比皆是，原因就在於臺灣人基本上很純樸、認真，而這樣的人容易不安，所以若是對於身體狀況有疑慮，往往就會透過吃藥、檢查等實際行動來獲取安全感。再加上拜健保制度之賜，臺灣人擁有一個「方便就醫」的環境，最後導致的結果就是：**臺灣人平均一年看十五次病，是美國的三倍，同時更是世界第一**。而看門

診的人之中有八成會拿藥，一張藥單平均會有四顆藥，也高過歐美國家的一～兩顆，而且，這個數字可能還遠低於病患的實際用藥，因為平均一張藥單算四顆藥，如果患者同時到好幾家醫療單位求診，幾張藥單累積下來，你拿到的藥物數量就會出奇地多，就像前述這位臺中阿嬤一樣。

為此，近年來健保署開始推動「健保醫療資訊雲端查詢系統」（原為雲端藥歷系統），將病人在不同院所就醫的資料整合在同一個平臺，提供各院所的醫師於臨床處置、開立處方以及藥師調劑，或提供病人用藥諮詢時，可透過網路查詢病人近期的就醫與用藥紀錄，讓醫師避免重複用藥，並且避開藥物的配伍禁忌（編按：指兩種以上藥物混合使用，或藥物製成製劑時，發生體外的相互作用，出現使藥物中和、水解、破壞失效等理化反應。這時可能發生渾濁、沉澱、產生氣體及變色等外觀異常現象）。

但事實上，光是從醫療管理端，並無法完全杜絕藥物的濫用，最重要的關鍵還是患者本身的就醫態度，因為絕大多數的患者都有「沒拿藥的話，來醫院就毫無意義」的心態。不僅如此，臺灣人還很愛做檢查，尤其是電腦斷層攝影機、核磁共振掃描儀等高科技醫療儀器，以為只要採用先進的診斷和治療手段，就可以快速查出並治好疾病，因此，有時在醫生觸診或使用超音波檢查後，即使醫師告知檢查結果「沒有異常」，患者還會主動要求再用高科技儀器做進一步的檢查確認，最後**醫師為了避免醫療糾紛，也不得不妥協，於是就這樣造就了過度醫療和檢查**。

其實不僅是臺灣人，我認為在亞洲地區很常有這種「必須透過吃藥、檢查等實際行動來獲取安全感」的問題，所以，過度醫療在亞洲社會已經成為一種普遍的現象，而且範圍甚至擴及心理諮詢與精神治療領域，只不過這一領域中的過度醫療行為較為隱蔽而已。事實上，根據研究顯示：儘管中國的心理諮詢和治療並不比美國普遍和發達，但中國心理領域中的過度醫療情況卻比美國嚴重。

舉個例子，美國的心理諮詢和治療有一個規則，就是在與諮詢者進行對話後，除非難以做出判斷或診斷，否則不會讓求助者進行「心理測量表」的測試；然而在中國，心理諮詢機構對前來求助的心理諮詢者，往往一開始就給予多種心理測量表來進行測試，然後根據測試所得的數據，把諮詢者診斷為抑鬱症、人格障礙、精神病等，這正是過度檢查的表現。

更嚴重的是，專家會把一些「情緒問題」說成是「人格障礙」，而把一些「人格障礙」判斷為「精神疾病」，於是接著便順理成章地過度治療。這樣的結果，只會**使醫療方獲得巨額的利潤，並害得求助者陷入真正的心理危機**，讓一些原本只是一時情緒問題的人，認為自己確實有心理疾病，得接受長時間的治療措施。有些人可能因此萬念俱灰、抑鬱終生；有些人則因藥物而更加精神不濟，最後沒病也弄出病來。

【推手2】經費卡關：健保刪核制度，促使過度醫療走偏門

在過度醫療這個問題上，健保制度其實也發揮了推波助瀾的作用。因為，我們有著讓外國人稱羨不已、號稱「俗夠大碗」的健保制度，所以民眾就醫容易、經常看診。另一方面，健保局對醫療院所的管理政策也是問題，健保局常常會刪除那些檢驗結果為「陰性」的檢查，所以各位去照胃鏡時，不管你的胃有多健康，最後醫師在寫報告的時候，總要再加上一句「胃有發炎」，否則會被退件。

然而，醫師這種為求健保申請能過關的「自我保護」動作，卻可能使病人感到不安，懷疑起自己的健康，進而跑去買胃藥，或是繼續去看門診以拿到更多的胃藥……這

些**胃藥若是含有鋁（鋁是制酸劑的主要成分），長期服用可能會導致癡呆症的發生；**假如買的是更高級的胃藥——**氫離子幫浦阻斷劑，長期服用則會有腎衰竭、痴呆症以及胃癌的風險。**

同樣的情況，也發生在每一種需要打報告的檢查項目裡面，例如，你去做心肌灌注試驗，如果你把所有的報告全調出來看，你就會發現：沒有一個人的檢驗結果是「完全正常」的。如此一來，雖然免除了健保局的「刪除」風險（不列入紀錄），受檢者卻會因此緊張、焦慮，甚至於採取一些不需要的後續檢查與治療。

一般人可能很難了解，為什麼醫生那麼擔心健保局的「刪除」機制，以下舉個例子：我的好朋友新光醫院心臟內科洪惠風主任，曾經在內科加護病房搶救一個心臟休止的病人，他總共進行了三十六次心臟電擊，最後終於把病人救回來。令人啼笑皆非的是，當在申請醫療費用的時候，健保局竟把前面三十四次的電擊紀錄都刪掉，只保留最後兩次，於是醫師就得再花時間寫申覆報告「討公道」，不然的話，就不可能完整的申覆到這筆費用，而且申覆還未必一次就能搞定呢。

因此，**為了避免被健保局「刁」，有些醫師會把檢查結果本來「正常」的人，寫成**

「輕微的不正常」，那麼檢查費用就不會被核刪掉，醫生也就不用寫這些申覆，甚至還可以讓病人覺得：還好我有做檢查，才能「及早發現」這些輕微的不正常。這真是非常弔詭的現象。

不僅如此，健保以「總額」的大帽子，限制每年付給醫院的總健保費，**讓許多醫院紛紛往不受健保制約的「自費項目」發展，也促使了過度醫療的變相氾濫**，例如：癌症治療就有許多自費項目，因為一般民眾對癌症非常恐懼，自然願意不計代價地去治療。以加馬刀（腦部雷射手術的一種）來說，一個療程，動輒要花費上百萬，其他如標靶藥物、立體定位放射線、光子刀等新選項，也是樣樣都很昂貴。但是，貴就一定是最好的選擇嗎？其實未必，前文已提過，國內外皆有大量的臨床調查證實：癌症患者約有三分之一是死於過度治療，而非死於癌症本身。

健檢中心自費的高階檢查項目就更不用說了，各式各樣的「健檢套餐」，讓健康的人為了確保自己的健康狀態，而接受電腦斷層、核磁共振、正子斷層掃描等高價、同時也高風險的檢查，實在是本末倒置。

臺灣人喜歡吃藥、很愛做檢查，再加上健保制度的推波助瀾，因此過度醫療的情況非常嚴重。我相信臺灣之所以會年年奪得「洗腎王國」的封號，人們「愛吃藥」的習性絕對是重大元凶！因此。近年來我時常**呼籲大家跳脫「醫療多就是好」的迷思，民眾必須認清：所有的醫療行為都可能造成傷害**。我們都應該更明智地了解自己正接受何種醫療照護，才能聰明地自我保護，讓醫療成為真正幫助健康的利器，而不是殘害身體的幫凶。

第二章

醫院最常見的4種不當檢查

2-1

醫院最常見的不當檢查①【定期健康檢查】

醫學影像檢查：X光、電腦斷層、正子攝影照透透

為「防癌」冒著「致癌」風險做檢查!?請重新檢視你的健檢方案

【引證單位&研究】美國國家衛生研究院（National Institutes of Health）、紐約哥倫比亞大學、梅約診所、凱特琳癌症中心[9]、《英國醫學期刊》、《內科醫學年鑑》(*Annals of Internal Medicine*) 的中繼分析、《刺胳針雜誌》（*Lancet*）

過度影像檢查，無法降低死亡率，更可能提高致癌率

你不知道的醫療風險【臨床案例】

五十歲的吳先生，由於家族有癌症病史，因此在健檢中心人員的建議下，每年健康檢查時，都會進行全身正子攝影合併電腦斷層篩檢。五十五歲那年，檢查結果

發現他的肺部有異常，但由於病兆尚不明顯，醫師建議繼續追蹤。半年後進行追蹤檢查時，發現肺部有一個一．二公分的惡性腫瘤，所幸發現得早，因此只做了切除手術，不必再做化療追蹤。

為此，吳先生覺得自己「很幸運」，還好「每年健檢都有做全身正子攝影和電腦斷層」等高階的影像檢查，才能及早發現肺癌。但這真的是影像檢查的功勞嗎？

【真相１】定期健檢比例上升，但死亡率並未降低

隨著健康意識提升與影像醫學的迅速發展，近年來，許多人不僅開始定期健檢，而且健檢時還願意花上數萬元，接受電腦斷層、正子造影等高階影像醫學的篩檢，期望

9 凱特琳癌症中心（Memorial Sloan Kettering Cancer Center，簡稱ＭＳＫ或ＭＳＫＣＣ），位於美國紐約市，是全美最大的癌症醫院，也是世界上歷史最悠久、規模最大的私立癌症中心。

透過這些精密的檢查，能夠及早發現病灶、及早治療以保障健康。也因此，臨床上有不少人像前述臨床案例中的吳先生，在連續幾年的健康檢查之後，「終於」發現癌症病灶，並且為此慶幸：還好有自費做這些精密檢查，才能即時接受治療。

然而，很多人並不知道，定期健康檢查的比例雖然增加，但死亡率並沒有因此降低。像是二〇〇七年包威爾醫師，在《內科醫學年鑑》所發表的中繼分析，顯示在定期的健康檢查中，**只有「婦女抹片檢查」及「大便潛血檢查」，有前瞻隨機對照的研究可以證實其益處**；其他的檢查如乳房攝影、癌症篩檢等，則看不到增加存活率、節省金錢、降低失能、降低住院率等任何好處。

二〇一二年，《英國醫學期刊》也有一項實證資料庫的中繼分析，在總死亡率部分一共分析了九個隨機對照的研究，人數超過十五萬人，同樣也**無法看出定期健康檢查能夠增加存活率**；而在心血管疾病的死亡率與癌症死亡率方面，則綜合了八個隨機對照研究，人數分別是十五萬人與十三萬人進入分析，一樣看不出任何存活率的優勢；此外，還有一個綜合十六項研究的中繼分析，共包含了十八萬名在六十五歲以下的成年人，調查定期健康檢查是否有助於降低癌症死亡率、心血管疾病死亡率和總死亡率，結果答案一樣是否定的。

由此可知，事實和大家所以為的相反：**定期健康檢查並不能保障健康，我們的壽命，也沒有隨著定期健康檢查的比例增加而延長。**

【真相 2】最普遍的 X 光檢查，美國列為「危險致癌物」

假如只是沒有效果，那麼定期做健康檢查「花錢求心安」也就罷了。問題是，有些檢查（尤其是影像醫學檢查），甚至還會增加受檢者的罹癌風險，導致癌症的發生！以使用最普遍的影像醫學檢查 X 光為例，美國國家衛生研究院在二〇〇五年，把 X 光納入已知致癌物的清單中，指出 **X 光放射線的曝露，可能會導致乳癌、肺癌、甲狀腺癌以及白血病**。為此特別警告需要進行 X 光等影像醫學者必須謹慎評估，因為這樣的檢查措施，危險性可能遠超過好處。

X 光被美國國家衛生研究院視為危險致癌物，即使是治療需要時，也得謹慎評估使用。但在臺灣，X 光卻常被安排作為一般定期健康檢查的項目，更諷刺的是：其目的還是為了要「及早篩檢出癌症」？殊不知這麼做非但無益，反而有害健康！例如：常被用來篩檢肺癌的「胸部X光」，其實早在一九七〇年代，由美國國家癌症研究所出資，梅約診所和凱特琳癌症中心執行的隨機對照研究中，就已發現：胸部X光並不能「及早」發現吸菸者的肺癌問題，接受此篩檢的人，死亡率和未接受篩檢的人相同。

此外，一九九〇年時，歐洲學者募集了超過七千位男性志願者，調查年齡、病歷、抽菸量、職業、住址等資訊後，隨機分為兩組：一組在三年內每年接受兩次胸部X光肺癌篩檢；另外一組則完全不接受任何胸部X光檢查。結果發現：**接受定期胸部X光檢查的受檢組，在六年間的死亡人數是八十五人；可是不做X光檢查的對照組，死亡人數只有六十七人。**

我個人也有相關經驗，一九八五年，我在榮總當實習醫師的時候，榮總的胸腔部也執行了一個類似的研究計畫，有很多老榮民先生都是老菸槍，屬於肺癌的高風險群，這項研究就是把這些老榮民分成兩組：一組每半年照一次胸部X光；另外一組不做檢查。結果也類似歐洲的結論：**反覆接受X光肺癌篩檢的那一組，死亡率不低反高。**因此，這項研究最後不得不因此終止。

由此可知，**胸部X光不僅無法有效篩檢出肺癌，甚至還可能是引發肺癌的幫凶**。現今先進國家對於肺結核的檢查規定，已改成「咳嗽超過兩週以上」才要進行X光檢查，而不是每一年常規使用胸部X光來篩檢。**一般健康的人，當然也不應該在定期健康檢查時，隨意將X光列為常規的例行性檢查**。

【真相3】一次全身斷層掃描，幾乎等於核爆災民承受的輻射劑量

讓人極為憂心的現實趨勢是：隨著影像醫學的迅速發展，近年來電腦斷層、正子攝影等高階影像醫學檢查常被過度濫用，使用頻率皆呈倍數成長。這種狀況在臺灣尤其嚴重，這些檢查除了被用於診斷，還常被拿來作為每一年健康檢查的工具，最近甚至流行「合併使用」，例如：同時進行「全身正子攝影」合併「電腦斷層」，以期能早期發現癌症。然而，沒有人提醒受檢者這一項檢查的風險：**這樣的檢查所帶來的輻射量，幾乎等於隔著一個捷運站的距離，看著廣島級的原子彈炸開時所承受的輻射量！**假如每年做一次，那真是原本沒有癌症，也會因為檢查的高輻射量而導致癌症。

這些高階影像醫學檢查即使不「合併使用」，每一項單獨檢查也都具有相當的風險。以電腦斷層（即CT）為例，它是透過數百支X光束所產生的高清晰立體影像，一次心臟冠狀動脈CT檢查，放射量相當於拍了七百五十次胸部X光；而全身電腦斷層掃描，就像是用X光束繞著患者旋轉拍攝數千次X光，對人體的傷害非常大。特別是對那些不需要CT檢查的年輕人（尤其是年輕女性），或原本身體就很健康的人來說，接受檢測的意義不大，卻會帶來致癌風險。

紐約哥倫比亞大學醫學中心（Columbia University Medical Center）放射腫瘤科和公共衛生學的教授大衛．布連那（David J. Brenner）醫生研究發現：只要進行一次全身電腦斷層掃描，身體所曝露的輻射，跟廣島和長崎核爆倖存者所承受的輻射量幾乎相同。**在接受一次全身電腦斷層的四十五歲成人中，每一萬人就會有八個人因此引發癌症而死，這個比例遠大於交通事故死亡的機率。**假如把全身電腦斷層當成健檢工具，每年進行一次，則三十年後的罹癌機率，將會攀升到五〇分之一，也就是每五十個人之中，會有一個人因此罹癌死亡。

除了輻射風險，電腦斷層還容易造成過度診斷與過度治療。根據美國梅約診所的林德爾研究小組，針對連續五年每年接受胸部ＣＴ篩檢的高風險群進行研究，對新增和既有肺癌患者的病灶，進行大小、位置、形態、形態改變和生長速率等各項評估，結果顯示：**應用胸部ＣＴ篩檢肺癌的高風險群，尤其是女性患者，可能會引起肺癌的過度診斷，進而導致過度治療。**因為過度診斷而發現的癌症，通常屬於「只要不接受篩檢，一生都不會出現臨床症狀」的等級，然而一旦被篩檢出來，勢必多數都會採取手術、化療等各種治療，對身體非但不會有任何益處，反而還會造成嚴重的傷害。

當然，這並不是說電腦斷層等高階影像醫學檢查沒有價值，而是應該只在必要時才使用，例如：**臨床上有罹病的強烈懷疑，或是要進行癌症分期時，就可以使用這類檢查工具來確認病灶。**假如本身沒有症狀，只是為了保障健康，而拿它作為每年定期健康檢查的篩檢工具，浪費了金錢不說，對身體健康與生命所造成的威脅，恐怕才是更大的隱憂。

想保障健康，善用免費定期健檢&醫療諮詢

——年滿四十歲三年一次健檢，已達健康把關基本需求

定期健康檢查的比例增加，但死亡率並沒有降低。面對這個弔詭的事實，我們究竟該如何才能保障自己的健康呢？我建議先從自己的日常生活著手——**確保飲食與環境安全，給予身體足夠的滋養（營養、睡眠、運動），並且掌握自己身體的徵狀變化，此外，不妨也善用政府提供的「免費健檢」，再搭配可信賴的醫療諮詢。**如此一來，就能為自己打造良好的健康方程式，讓健康更有保障（見第七十四頁圖表2）。

【方法1】善用政府提供的免費健檢&癌篩

定期健康檢查雖然沒有降低死亡率，但這並不表示它完全沒有用，只要我們調整心態，**不過度（檢查的項目與頻率要適度）、不迷信（健康檢查的結果只能作為參考，生活中仍須懂得關照自己身體的狀況變化）**，其實就可以讓定期健康檢查成為確保健康

的好工具。

那麼，定期健康檢查的項目與頻率，怎麼樣才算適度呢？其實衛福部國民健康署（簡稱國健署）提供的「成人預防保健服務」，已符合一般民眾保障健康的基本需求。這項服務，目前提供的免費標準如下：

- **每三年健檢一次**：年滿四十～六十四歲的民眾。
- **每一年健檢一次**：年滿六十五歲、原住民年滿五十五歲，或是罹患小兒麻痺且年滿三十五歲。
- **終身健檢一次**：民國五十五年以後出生者，可接受一次B肝及C肝抗原檢查。

很多人以為「免費的健康檢查項目一定很陽春，沒什麼用。」事實上，**政府提供的這項健檢服務，內容已涵蓋常見疾病的篩檢範圍，包含身體檢查、尿液檢查、血液生化檢查、憂鬱檢測及健康諮詢等項目，可有效針對國人常見的六項健康進行評估，問題如：血壓、血糖、血脂、腎功能、肝功能及健康體重。**且民國五十五年以後出生者，還

圖表 2　守護健康方程式

生活健康管理＋政府免費補助＋個人需求檢驗項目		
‧居住環境衛生安全。 ‧營養、睡眠、運動。 ‧關心身體徵狀變化。	‧免費健康檢查。 ‧四大癌症篩檢。 ‧醫療健康諮詢。	‧超音波檢查。 ‧依個人身體情況增加檢測項目。

可搭配成人預防保健服務，終身接受一次「B型肝炎表面抗原（HBsAg）及C型肝炎抗體（anti-HCV）」的檢查。以上這些內容項目，其實已符合一般民眾需求的健檢「基本款」。若因個人體況有部分不足之處，再另外增加檢查項目即可。

此外，國健署還特別提供子宮頸癌、口腔癌、大腸癌、乳癌「四大癌症免費篩檢服務」，不過當中的**乳癌篩檢，由於採「乳房攝影」方式進行，具有一定的輻射風險**，因此我個人較不建議（詳見第一二一頁）；相較之下，在過去的五十年中，因許多先進國家對**「子宮頸抹片篩檢」的推動，子宮頸癌發病率和死亡率下降了近七五%，是一種安全又有效的篩檢**。在此也提醒符合篩檢資格的女性，別忽略了自己權益。

目前，全臺計有數千家特約醫療院所，可提供「成人預防保健檢查」與「四大癌症免費篩檢」（見左頁圖表3、4；查詢方式見圖表5），符合免費檢查資格的民眾，只要攜帶健保

圖表 3　一般成人預防保健檢查項目

檢查項目	檢查內容	
基本問卷檢測	疾病史、家族史、服藥史、健康行為、憂鬱檢測等。	
身體檢查	一般理學檢查、身高、體重、血壓、腰圍、身體質量指數（BMI）。	
實驗室檢查	尿液檢查	蛋白質。
	血液生化檢查	GOT、GPT、肌酸酐、血糖、血脂（總膽固醇、三酸甘油酯、高密度脂蛋白膽固醇、低密度脂蛋白膽固醇計算）。
	腎絲球過濾率（eGFR）計算。	
	B 型肝炎表面抗原及 C 型肝炎抗體：民國 55 年以後出生者，可搭配成人預防保健服務終身接受一次檢查。	
健康諮詢	戒菸、戒酒、戒檳榔、規律運動、維持正常體重、健康飲食、事故傷害預防、口腔保健	

★小叮嚀：檢查前建議需空腹 8 小時

圖表 4　四大癌症免費篩檢

	服務對象	檢查項目
大腸癌	50～69 歲，每兩年可檢查一次。	定量免疫法糞便潛血檢查。
口腔癌	30 歲以上嚼檳榔或吸菸者，每兩年可檢查一次。	口腔黏膜檢查。
乳癌	40 歲以上～未滿 45 歲，且其二親等以內血親曾患有乳癌之婦女，每二年可檢查一次。45 歲以上～ 69歲之婦女，每兩年可檢查一次。	乳房攝影檢查。 ※此項檢查致癌風險高，宜審慎評估是否採行
子宮頸癌	30 歲以上婦女，每年可檢查一次。	子宮頸細胞病理檢驗。 骨盆腔檢查。 子宮頸抹片採樣。

圖表 5　成人預防保健服務特約醫療院所查詢

電話查詢	利用中央健保署免費服務電話查詢 0800-030-598
上網查詢	預防保健服務之醫療院所查詢： 輸入（3）區域別以及（8）預防保健→「成人預防保健」，接著點選右邊的「開始查詢」即可。

卡到健保特約醫院或診所，即可免費進行檢查。視各家醫院診所規定，有時需要給付掛號費，可先電洽詢問。至於**未滿四十歲者**，若想自費安排定期健康檢查，檢查的項目同樣以此作為參考，而**檢查頻率每三年安排一次即可**。

【方法2】增加「超音波檢查」，掌握結石、囊腫、水泡、腫瘤變化

以「一般成人預防保健」的檢查項目作為基礎，建議還需要增加「超音波檢查」，可以更完善地為自己的健康把關。所謂的超音波，是指人類耳朵無法聽到的音波，通常人類耳朵可聽到的聲波音頻範圍在二十～兩萬赫茲（Hz）之間，所以比兩萬赫茲更高頻率的音波，就叫超音波。而超音波檢查，就是以震盪器發出超高頻率的聲波穿過人體，由於身體不同的組織對聲波的反射程度不同，因此只要蒐集這些反射波，再經由電腦的精密計算，就能呈現出體內組織的構造，提供醫師診斷時所需的情報。

超音波檢查雖然也隸屬於影像醫學，但**應用的是聲波，沒有輻射線，對人體並不會產生突變等傷害**，所以可以廣泛應用於很敏感的組織（例如胎兒的掃描），是一種相

圖表 6　超音波檢查的種類及試用對象

腹部超音波	檢查肝臟（含肝內膽管及血管）、膽囊、胰臟、脾臟、腎臟，以及腹腔大血管和淋巴結等器官或組織，可確定是否有以下病變： • **肝臟**：瀰漫性病變（肝硬化、脂肪肝、瀰漫性癌瘤），侷限性病變（惡性及良性腫瘤、囊泡、膿瘍），肝內膽管腫大（結石或腫瘤造成膽管阻塞）以及肝內血管病變（腫瘤栓塞）。 • **膽囊**：膽結石、膽息肉、膽管結石、急性及慢性發炎、癌瘤。 • **胰臟**：惡性及良性癌瘤、急性及慢性發炎。 • **脾臟**：脾腫大、侷限性病變（惡性及良性腫瘤、囊泡）。 • **腎臟**：腎結石、腎囊腫或腎腫瘤。 • **腹腔內大血管**：主動脈剝離、下腔靜脈阻塞或狹窄。 • **淋巴結**：淋巴結腫大。
	建議對象：所有人
乳房超音波	由超音波影像檢查乳房是否有纖維囊腫、腫瘤或其他異常病變，偽陽性的比例低，只要再配合觸診，就能達到很好的篩檢效果，而且安全性遠高於乳房攝影。對於年輕的東方女性而言，是一項良好的乳房疾病篩檢工具。
	建議對象：成年女性
婦科超音波	又稱女性骨盆腔超音波，可檢查子宮、卵巢等器官否有病變，如子宮肌瘤、子宮內膜增厚、子宮內膜癌、卵巢囊腫、卵巢癌等。
	建議對象：成年女性
頸動脈超音波	檢查兩邊頸動脈血管壁的表面與內部，了解血管有無狹窄、阻塞以及動脈粥樣硬化出現，可評估流入腦內的主要血管狀況，並了解血管病變的程度，是預防腦血管疾病（如腦中風）與週邊血管病變（如間歇性跛行、靜脈梗塞）的重要檢查項目。
	建議對象：所有人
心臟超音波	利用聲波的反射，檢視心臟各個腔室的大小、肌肉的厚薄、收縮舒張功能的好壞、心臟瓣膜的活動情況（是否狹窄或是閉鎖不全），進而進行心臟結構和功能的評估。
	建議對象：有心雜音、胸悶、心律不整、心悸、呼吸困難等情況，以及診斷有高血壓、心臟病及心絞痛的患者。
攝護腺超音波	正式名稱為經肛門攝護腺超音波，方法是將超音波探頭放入直腸內，由直腸中測量攝護腺大小和形狀，為檢查攝護腺的新利器。
	建議對象：頻尿（尤其是夜晚）、排尿有疼痛感或灼熱感、尿流量小或間斷、射精時疼痛，以及有排尿困難、無法憋尿、無法排尿、血尿或精液裡帶血等問題，或是下背部、臀部或大腿上段經常性的疼痛或僵硬者。

當安全、沒有侵襲性、短期內可多次檢查的儀器。此外，超音波檢查雖然有其限制，像是超音波無法穿透骨骼及空氣，所以對骨骼內的病變、內含空氣的消化道（胃以及大腸小腸）與呼吸道（肺及氣管等）較難檢查；不過，**超音波檢查對結石、囊腫、萎縮、變形、積水、水泡、腫瘤及阻塞等形體方面的問題，有很高的特異性與敏感度，因此，可運用來檢查的器官和組織不少。**健康檢查時，我們常會看到依照檢查部位的不同，將超音波檢查分為腹部超音波、乳房超音波、心臟超音波等項目（見第七十七頁圖表6），大家可針對個人需要進行選擇。

【方法3】新型態雲端醫療：手機視訊APP線上立即問診

當身體出現不同以往的徵兆，許多人常有一籮筐的問題想問，卻又怕因此就醫會被認為是小題大作，不然就是苦惱著不知道該找哪一位醫生。我認為**平時最好能建立可信賴的醫療諮詢管道，像是固定的家庭醫師，或是善用網路線上醫療諮詢，都是可行的方法。**

圖表 7　只要有網路，專家就在你身邊！

以「醫生馬上看」APP 為例，遇到以下情況時，只要善用雲端諮詢服務系統，就等於醫師立即出現在你面前，健康更有保障，問病更有效率！

出國公差、工作或旅遊身體不適時	可即時 APP 預約掛號熟識的家庭醫師或在線醫師，以視訊電話配合個人病歷做問診諮詢，小病症可依法做醫療建議或處置；重大病症醫師可協助與外國醫師溝通會診。
慢性病患感覺身體不適時	可即時 APP 預約熟識的家庭醫師做線上諮詢問診，諮詢之後，再依醫師建議是否要去醫療院所做進一步診察治療，不用忍耐而造成延誤病情，也不用因為擔心而立即請假。
考慮醫美或牙齒矯正等高費用醫療時	可在線上諮詢醫師，了解時間、費用、副作用等資訊作為決策參考，不用親自到場，節省時間和費用。手術後，亦可線上諮詢醫師各種術後照護疑問。
重大疾病，需要另尋專科醫師諮商，探尋治療選項時	沒有所在地點的限制，可透過 APP 預約有豐富經驗的專科醫師做線上諮詢。
沒有病痛，但有居家養生保健疑問時	可即時 APP 預約掛號熟識的家庭醫師，或有豐富經驗的專科醫師做線上諮詢，節省時間和費用，並常保全家人的健康。

「醫生馬上看」　官方網站　www.curdoctor.com.tw

IOS 版下載點：
https://goo.gl/HvwV5Z

Android 版下載點：
https://goo.gl/ffYMzt

為此，近年來我發起了一項「醫生馬上看」的服務，這項服務的起心動念，是我以前在門診時常覺得對不起病人，有的病人早上六點多來掛號，下午一點半看到我，進來告訴我體檢報告檢查出有一顆〇．四公分的結石，我卻只能告訴他：「對不起，你要改掛泌尿外科。」這樣一句話就問診完了，讓我心裡著實不安。

病人花了半天等待，結果根本掛錯科，其代價除了時間和門診費，還得包含請假、交通停車等等的成本，算下來至少得花上千元，除了時間與金錢，同時還要冒著被醫院其他病人感染的危險，實在是勞民傷財又高風險。這種常見的問題，其實只要透過網路線上醫療諮詢，就能獲得大幅的改善。幾經思量，同時又受到許多同業朋友的支持，最後終於成功發起了這項服務，民眾只要以智慧型手機下載應用程式，就能不受地點限制，以APP即可預約具有豐富經驗的專科醫師做線上諮詢。

事實上，為提高醫療品質，**日本、歐美等先進國家，早於多年前就開始推動以手機視訊做遠距醫療及健康諮詢**。以美國為例，二〇一六年在美國使用遠距醫療服務的人數，粗估就有一千九百五十萬人[10]；日本也在二十幾年前就已經合法。目前，我們「醫生馬上看」的醫療諮詢平臺，已招募許多資深的專科醫師，只要比照醫院診所的就診方式，先行掛號，再以視訊電話方式問診諮詢，不用再因為忍耐而造成延誤病情，也不用因為擔心而立即請假去看病，只要先諮詢之後，再依照醫師的建議，看看是否要去醫療院所做進一步診察治療，而就診後若有照護或保健疑問，一樣可以透過這個諮詢管道，即時且有效的得到醫師的專業解答。

此外，由於這項服務是直接與民眾個人做面對面的視訊諮詢，所以是一個收費的服務，就像門診要收費一樣，可是這個服務和我經營的健康舖子一樣有一個傳統，就是任何客戶有覺得不滿意的地方，就免付費。所以，在與醫師諮詢說明完畢後，**民眾若是覺得不滿意，在最後進行評價時，只要選擇 2 分（含）以下的分數，那麼該次的諮詢費用就可以不必支付**，而且由於低分評價等同於不滿，因此，下次當你再上線找尋醫生的時候，這位被評價較低的醫生就不會出現在你的選擇內。

10 資料來源：美國遠距醫療協會（ATA）。

圖表 8　沒用過雲端醫療？ Step by Step 了解「醫生馬上看」APP 的就診流程

以手機視訊做遠距醫療及健康諮詢，在日本、歐美等先進國家已經蓬勃發展數年，但在臺灣才剛起步，對沒有使用過的人來說，剛接觸可能會有些緊張。就讓我們以「醫生馬上看」APP 的就診流程為例，Step by Step 來認識這種新型態的雲端醫療模式吧！

1	掛號預約	APP 掛號預約，當中會標註每秒諮詢費率，可選擇就醫需求，醫護人員可以事先了解你的需求，並通知你預約問診時間。
2	報到待診	掛號時段到達後，即可線上報到，並了解醫師看診進度到幾號，可利用空檔辦理事情，不必茫然空等。
3	醫師來電問診	輪到你時，醫師會撥打視訊電話給你，並且同時可以看到你的健康及就診紀錄以協助診斷。
4	服務評分及付費	掛斷電話後，系統會告知服務秒數及費用並請你評分。可以線上刷信用卡或 ATM 轉帳付款，須付款後才能再次預約掛號。
SOS	急診處理	當有緊急狀況，不必掛號等待，直接到 APP 急診區點選在線有空的醫護人員，立刻可以視訊諮詢。

以日本的經驗，這樣的雲端醫療服務，有時候花個一百元就能解決花幾千元去看門診的問題，省錢省時又可避免病患交互感染，有興趣的朋友，不妨下載看看。

生於「洗腎王國」，你該學會看懂腎臟健檢報告

——腎絲球過濾率怎麼算？怎麼看？

臺灣是全球第一洗腎王國，面對腎臟病這種國民病，健檢報告中最要注意的就是「腎絲球過濾率」（GFR）的數值。**GFR是目前醫界用來做腎臟病分期的重要指標，**只要運用抽血檢驗出的肌酸酐值（Cr），再依據年齡、體重、性別等條件就可以自行推算，非常方便。

腎絲球過濾率的計算公式很多，且成人與兒童不同，成人最常使用的計算公式為**MDRD study**和**Cockcroft-Gault**兩種，一般認為前者比後者更準確性，尤其是對老年人和肥胖的患者，因此，目前臺灣腎臟醫學會建議估算成人腎絲球過濾率，以及美國腎臟基金會的慢性腎臟病照護準則，都是用MDRD Study公式。不過，MDRD Study公式

用在第一期慢性腎臟病患者身上，容易低估腎絲球過濾率；而用在慢性腎臟病第四及第五期，反而會高估腎絲球過濾率。另一方面，Cockcroft-Gault 公式計算簡單，隨時可以自行換算，且誤差仍在可接受範圍（但腎小管也會分泌肌酸酐值，所以可能高估），因此還是值得參考，讀者可自行選擇方便的公式試算（見左頁圖表9、10）。

至於兒童的腎絲球過濾率，臨床上最常用的公式是 Schwartz 公式和 Counahan-Barratt 公式，兩種計算方式都有一定程度的誤差存在，尤其在腎絲球過濾率較差時，Schwartz 公式可能會有較大的誤差，這一點必須稍加注意。

圖表 9　腎絲球過濾率（GFR）計算公式

成人	**Abbreviated MDRD Study 公式** ♂男性：186×（肌酸酐mg/dl） 1.154×（年齡） 0.203 ♀女性：186×（肌酸酐mg/dl） 1.154×（年齡） 0.203×0.742
成人	**Cockcroft-Gault 公式** ♂男性：（140－年齡）×體重（公斤）／72×肌酸酐（mg/dl） ♀女性：（140－年齡）×體重（公斤）／72×肌酸酐（mg/dl）×0.85
兒童	**Schwartz 公式** 0.55×身高（公分）／肌酸酐（mg/dl）
兒童	**Counahan-Barratt 公式** 0.43×身高（公分）／肌酸酐（mg/dl）

※ 目前腎功能檢查報告常可以看到 eGFR，讓人納悶到底和 GFR 有何不同，其實基本上兩者指的都是「腎絲球過濾率」，只是由於 GFR 一般是用公式換算得來，等於是種估計值，所以才在 GFR 前加上 e，也就是 estimated（估計）的意思。

※ 上網幫你計算：如果方便上網，不妨直接至臺灣腎臟醫學會網站 http://kidney.tsn.org.tw，點擊左下處「腎病指標」，然後輸入肌酸酐、年齡、及性別資料，再點擊「觀看計算結果」，即可立即換算出你的 GFR 值。

圖表 10　由 GFR 判斷腎功能＆腎病分期

正常的腎絲球過濾率 GFR 約為100～120ml/min /1.73m^2，過濾率越小就代表腎功能越差。美國腎臟基金會以腎絲球濾過率為依據，將慢性腎臟病分為五期，分期標準如下：

病程	GFR 數值	慢性腎臟病分期
第一期	＞90ml/min	腎功能正常但腎臟有損傷者
第二期	60～89ml/min	輕度慢性腎衰竭
第三期	30～59ml/min	中度慢性腎衰竭
第四期	15～29ml/min	重度慢性腎衰竭
第五期	＜15ml/min	末期腎臟疾病

2-2

醫院最常見的不當檢查②【心血管檢查】

為防中風或心肌梗塞，接受心臟血管電腦斷層掃描

新儀器、非侵入性、醫師推薦，都不等於最佳醫療選擇

【引證單位＆研究】美國預防醫學工作小組（USPSTF）、美國心血管CT學會、美國核子心臟病學會、《內科檔案》的研究

美國預防醫學工作小組呼籲：無症狀的健康人，不應做心臟血管電腦斷層掃描

你不知道的醫療風險【臨床案例】

五十歲的李先生最近偶爾感到有些胸悶，因此考慮做檢查。就診時，醫師告知

現在有二五六切電腦斷層掃描，只要躺著照幾秒鐘，就可以透過影像查看血管狀況，於是他欣然同意，檢查後也確定一切無礙。

後來，他心想預防勝於治療，畢竟自己已經中年，實在應該多注意健康狀況，於是就將這項檢查納入每年的定期檢查項目，而且隨著醫學科技進步，還將原來的二五六切，逐年升級為三二〇切、六四〇切，後來還真的透過六四〇切電腦斷層，診療出心血管狹窄的情形。這讓當時剛發現腎病變的他感到十分慶幸，還好「每年都有做檢查」，才能及早發現、及早治療，否則心臟病可不比腎臟病，萬一突然心肌梗塞，那代誌就大條了！但這真的要感謝那台六四〇切電腦斷層嗎？

在臺灣，名人心肌梗塞事件常常登上報紙的頭條版面，而且心血管疾病在國人十大死因中名列第二，是繼癌症之後最常危及性命的疾病，而及早發現進行生活的健康管理和治療，確實可大幅降低死亡率。因此在民眾的恐慌心理以及醫院為了營利目標的推波助瀾下，心臟血管電腦斷層掃描檢查，也就如雨後春筍般蓬勃崛起，許多人甚至將它納入預防性的定期檢查項目，希望及早發現、保障健康。但這麼做，真的比較好嗎？

心臟血管電腦斷層掃描不具侵入性，但會傷腎與輻射致癌

所謂的心臟血管電腦斷層掃描，是利用不同角度的X光透視人體，再將影像經過電腦處理、堆疊後，成為新的立體影像，患者只要平躺在機器內，等待偵測探頭旋轉結束，僅約數十秒的時間，就能得到身體內部的切面圖像，完成檢查。

而所謂的「切」數，代表斷層掃瞄儀器上的偵測探頭轉一圈後，可得到的切面圖像張數。例如六四切表示探頭轉一圈，可以得到六十四張切面圖像，數字越大，得到的圖像越多，重組後獲得的影像就更為完整精確。然而，由於心臟持續跳動不停，冠狀動脈管徑也因此不停變化，所以心臟血管電腦斷層需要的影像處理也較為複雜。

傳統的斷層掃描儀器旋轉一圈，所得的切面圖像不夠，無法清晰顯示心血管的內部情況；後來儀器技術雖演進至一六切、四〇切、六四切，也仍有條件限制，於是電腦斷層掃描儀器才會有進化到二五六切、三二〇切甚至六四〇切的狀況，目的就是要在心臟跳動的過程中，能準確地拍到心臟血管的影像，以確定心臟血管是否有狹窄或嚴重鈣化的問題。

心臟血管電腦斷層掃描不具侵入性，受檢者只要平躺在機器內，等待偵測探頭旋轉結束，僅約數十秒的時間，就能得到身體內部的切面圖像。相較於過去要確切知道心臟血管是否有狹窄、阻塞，所必須進行的心導管檢查[11]，心臟血管電腦斷層掃描確實是診斷、治療冠狀動脈心臟病的好工具。但問題是，**這項檢查其實只適用在疾病確診後的進階檢查，並不適合作為一般健康檢查。**

首先，**美國預防醫學工作小組建議[12]：無症狀的健康人，不應進行以下三種心臟篩檢測試，分別是：心電圖（ECG），運動跑步機測試（ETT）和電子束電腦機斷層掃描（EBCT，即心臟血管電腦斷層掃描）**，他們不僅不推薦，甚至還認為這些檢查的「危害大於好處」。

11 心導管檢查時會將導管從鼠蹊部或頸部、手臂的血管穿入，一路深入到心臟，是一種侵入性的檢查。

12 美國預防醫學工作小組，屬獨立、非政府、無營利性的醫療組織。

二〇一一年七月《內科檔案》的研究[13]也指出：與那些未接受常規篩檢的人相比，進行心臟掃描的人有較高的可能接受更多藥物和更多手術，但他們不曾因為這些掃描而得到更好的健康。還有一項前瞻研究，收納了一千多名以「心臟血管電腦斷層掃描作為健康篩檢項目」的韓國人，研究小組將這些人與進行「標準健康檢查」（未進行心臟血管電腦斷層掃描）的一千名條件密切配對的人比較，追蹤一年半後發現，**兩組的健康狀況並無差異**。

然而在這個研究中，約有二〇％經心臟血管電腦斷層掃描的健康患者，被告知他們的動脈有**膽固醇堆積**（也稱為動脈粥樣硬化），這些人因此服用了更多的藥物（阿司匹林和他汀類〔Statins〕藥物），做了更多的檢查；有些甚至因此做了心臟繞道或血管支架（將微小的支架插入動脈，以保持動脈開放）等各種心血管手術，然而經過一年半的觀察，這些人並沒有因此變得更健康。

此外，**美國心血管CT學會（SCCT）也要求醫師：不要隨意對沒有相關症狀的患者，進行心臟血管電腦斷層掃描**。因為沒有相關症狀的患者若接受心臟血管電腦斷層掃描，頂多只能確認患者冠狀動脈裡鈣沉澱程度的鈣化分數（Agatston score），但進行心臟血管電腦斷層掃描時，需要注射「顯影劑」才能看到血流的分布，而**顯影劑不僅會對心臟造成多餘的負擔，而且還有許多副作用，例如藥物過敏，以及因顯影劑所造成的腎功能下降（使用的含碘顯影劑可能導致腎功能衰竭）**等，應謹慎使用。同樣的，美國核子心臟病學會也表示：不可以對沒有相關症狀的患者，實施心臟血管電腦斷層掃描。

事實上，我認為**沒有相關症狀的人不應進行心臟血管電腦斷層掃描，還有一個不容忽視的原因，那就是「放射線風險」**，因為心臟血管電腦斷層掃描必須在注射顯影劑後重複進行攝影（六四〇切表示探頭轉一圈，可得六百四十張切面圖像，也就是六百四十張 X 光），所承受的放射線曝露量自然更強。普遍而言，一般電腦斷層的放射線曝露量約為 1～10 mGy，而即使切數不高的心臟血管電腦斷層掃描，放射線曝露量可

---

13 J.W. McEvoy, "Impact of coronary computed tomographic angiography results on patient and physician behavior in a low-risk population," Arch Intern Med., vol. 171, no. 14, 2011, pp. 1260–68. Epub 2011 May 23.

能也有 100 ～ 1000 mGy。這樣的曝露量**遠高於國際放射防護委員會設定每人每年的放射線曝露量標準（1msv，約等於 1mGy）**[14]，由此可見，一次心臟血管電腦斷層掃描會對身體造成多大的負擔。

不要隨便控告醫生！減少「過度醫療訴訟」也有助減少過度醫療

在第一章裡，我們提到過度醫療的產生，基本上有三大因素。然而在臺灣，我認為還有一項不容忽視的因素，那就是「過度的醫療訴訟」。

很多人不知道，**臺灣的醫生是全世界刑事犯罪率最高的行業**，像美國的醫生，雖然醫療訴訟很多，不過九九．九％都是民事訴訟，三十年來只有兩個醫生被用刑事起訴。而臺灣呢？根據統計，光是婦產科，就有五一％的醫師曾經被患者告上法院！因此醫師只好透過檢查或治療自保，例如小朋友輕輕地碰到頭，就安排進行頭部電腦斷層，只要有做檢查，那麼家屬就不會控告醫生，至於小朋友日後會不會因為這次檢查產生癌症，那就顧不到了。所以，在「多做檢查和治療才不會被病患告，又可以增加自己或醫院的收入，而不做就有可能要走好幾年的法院官司」，這種情況下，你還能要醫生做怎樣的選擇呢？

因此，只要「過度醫療訴訟」能減少，過度醫療的情況勢必也會跟著降低。想減少過度醫療的發生，建立良好的醫病關係，是非常重要的！

害怕心臟病找上門？這樣做就對了——最好的方法不是檢查心臟，而是調整生活方式

心臟血管電腦斷層掃描雖然不具侵入性，但檢查過程必須使用顯影劑與 X 光，不僅會造成腎臟很大的負擔，還會因為過量的輻射照射導致罹癌風險，所以沒有相關症狀

14 福島第一核能發電廠的核能外洩意外後，國際放射防護委員會對此設定了相關標準，指出一般人平時每年的放射線曝露量以 1msv 為限，藉此作為是否讓居民避難的指標。

的人，絕不該將它納入以「預防」為目的的健檢項目，甚至連高風險者，都該謹慎評估再決定是否使用。

有胸悶等動脈疾病症狀，「抽血＋心臟超音波＋運動心電圖」就夠

假如真的擔心有心血管問題，一般就診時，醫師會先詢問其症狀、病史、家族病史，若患者出現缺氧等冠狀動脈疾病症狀，例如：感覺到心臟有種被石頭壓住般的胸悶、左手發麻、下巴疼痛等，才會進一步安排抽血、心臟超音波及運動心電圖等檢查。其中抽血檢查主要是檢測血糖及膽固醇，而心臟超音波則是觀察心臟結構組成及心臟的運動狀況，通常冠狀動脈阻塞、心臟肥大、心臟收縮、瓣膜功能異常，都可透過這項檢查發現。

不過，由於冠狀動脈僅〇．三公分，十分細小，因此心臟超音波檢查有侷限性，此時可透過「運動心電圖」，讓病人一邊跑步、一邊記錄心電圖的變化，同時觀察心跳、血壓，由此判別心肌是否缺氧，而推估冠狀動脈是否有阻塞的情況。至於**一般沒有相關**

症狀的健康人，想確保心血管健康，在定期健康檢查時只要進行「抽血」和「心臟超音波」就已足夠，不需再做運動心電圖檢查。

各位如果擔心罹患**心臟病，最好的預防方法不是檢查，而是調整生活方式**：遵循大多數醫生和專家給出的生活方式建議，確實戒菸、定期運動，不要吃太多的脂肪和鹽，並且控制壓力。千萬別像本節開頭醫療案例中的李先生，為了早期發現、早期治療，因此年年進行心臟血管電腦斷層掃描，後來還為了能及早發現心血管狹窄而慶幸。殊不知自己的腎病變，很可能就是因這項檢查過度頻繁所致或加重，在年年高劑量的輻射轟炸下，還會潛藏著極高的致癌風險呢！

2-3

醫院最常見的不當檢查③【肺癌篩檢】

為及早發現肺癌，接受低劑量電腦斷層檢查

電腦斷層掃描一樣可能致癌：「低劑量」並不表示「低風險」

【引證單位＆研究】丹麥肺癌篩檢計畫、美國國家肺癌篩查試驗（NLST）研究、美國梅約診所麗貝卡·林德爾研究小組、紐約哥倫比亞大學、紐約州衛生廳、《刺胳針雜誌》、《美國呼吸循環照護學期刊》（*CRCE Through the Journal*）、臺中榮民總醫院重症醫學部主治醫師曾健華等人《臺灣公共衛生雜誌》

丹麥肺癌篩檢研究：有沒有接受篩檢，死亡率都一樣！

你不知道的醫療風險【臨床案例】

根據衛福部統計，肺癌不僅是臺灣近年成長速度最快的癌症，而且還是最要命的種類，連年位居十大癌症死因之冠，一年有超過九千人死於肺癌，平均每天造成

二十五人死亡！尤其肺癌早期多無明顯症狀，當病發求醫時，逾半數已是末期（第四期），治療效果大多不好，五年存活率只有五%。

法務部前部長陳定南、前立委盧修一、歌手鳳飛飛、演員文英、董氏基金會終身義工孫越等不少名人，皆因肺癌辭世。因此在「第一期就發現，五年存活率能提升到六成」的號召下，不少人開始採用「低劑量電腦斷層」（Low-dose CT）來篩檢肺癌，以期能及早發現、及早治療。但這麼做，真的能達到預期的效果嗎？

肺癌最早是用胸部 X 光來篩檢，但早期診斷的效果不彰。一九九〇年代，日本開始用「低劑量、高解析」的電腦斷層來篩檢肺癌，許多國家紛紛跟進。而今在臺灣，以低劑量電腦斷層來篩檢肺癌，不僅成為各大健檢的熱門項目，政府甚至有意撥鉅款將它列為補助篩檢之一。雖然用意良好，但我認為考量實在不夠深入，因為**以低劑量電腦斷層作為肺癌篩檢工具，實際上風險仍然很高**，不但勞民傷財，還可能對受檢者身體造成很大的傷害！

「肺」是輻射高敏感器官，電腦斷層篩檢致癌風險極大

聽到我這麼說，很多人可能會質疑：「以低劑量電腦斷層來篩檢肺癌，明明得到許多胸腔科醫師甚至專業醫療團體的肯定，連一板一眼的日本都推崇，怎麼江醫師偏偏唱反調？」我會這麼說當然是有根據的。首先，**以低劑量電腦斷層作為肺癌篩檢工具，最要注意的就是「輻射致癌」風險**。根據紐約哥倫比亞大學研究發現：接受全身斷層掃描所曝露的輻射，與廣島和長崎核爆者所承受的劑量是一樣的。因此**在先進國家，電腦斷層只會拿來作為癌症情況的分期，鮮少拿來作為每一年健康檢查時的癌症篩檢工具**。

有些人可能會說：「肺癌篩檢的低劑量電腦斷層，輻射劑量比傳統電腦斷層降低很多，所以應該很安全。」問題是，根據從一九五〇年開始，紐約州衛生廳的研究人員對日本廣島和長崎原子彈爆炸事件中的倖存者進行調查，結果發現人體各個器官、組織對輻射的「敏感度」都不同，相對的罹癌機率也不同，而**「肺」正是對輻射「高度敏感」的器官之一**（見左頁圖表11）。再加上**低劑量電腦斷層檢查的輻射量**，平均為一．五毫西弗（原委會公告），而較低的也有〇．八毫西弗，**相當於臺灣人一年所承受的天然背景**

圖表 11　不同器官組織對輻射敏感度不同，
罹癌機率也不同

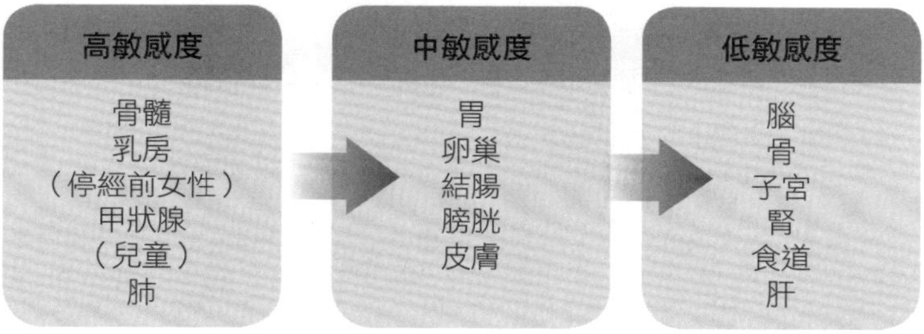

資料來源：紐約州衛生廳

輻射劑量（一．六二毫西弗／年），也比一般的胸部X光高了七十五倍，也就是檢查一次等於照了七十五張胸部X光，劑量其實一點都不低（見第一〇〇頁圖表12）。而且人體在十分鐘內承受這種劑量，與分成一年三百六十五天的曝露相比，對身體的影響更為劇烈。用它來篩檢肺癌，無疑有相當高的風險，如果每年都做一次篩檢的話，恐怕原來沒有肺癌的人也變得會得到肺癌。

日本雖然有許多值得我們學習、借鏡之處，但用低劑量電腦斷層來篩檢肺癌這一點，實在不值得效法。日本裝置的電腦斷層數量是全世界第一，占全世界總數的三分之一以上。相對的，日本人得癌症死亡原因的第四名，也正是檢查所曝露的輻射！根據二〇〇四年《刺胳針雜誌》發表

圖表 12　低劑量電腦斷層的輻射量，其實一點也不低

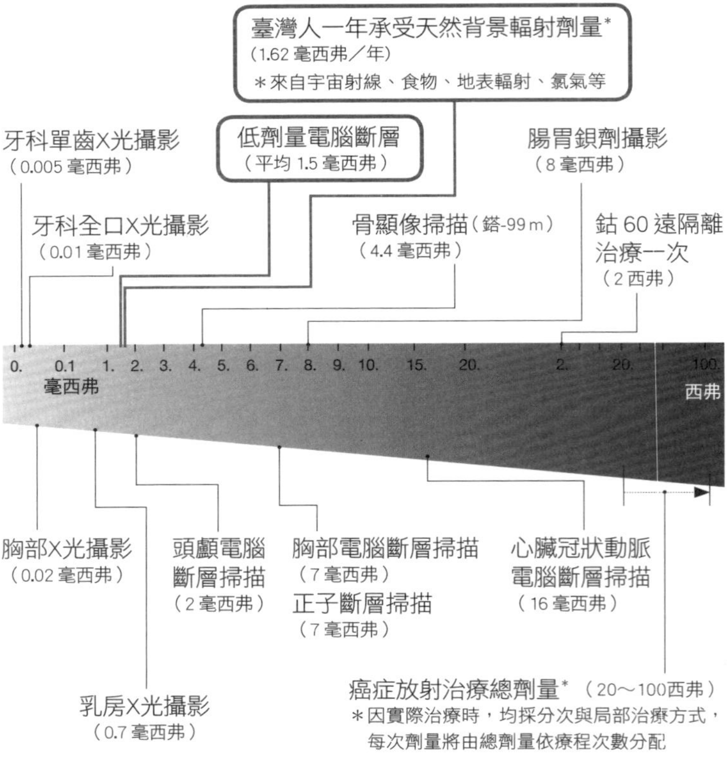

＊一般民眾年劑量限值（不含天然背景輻射及醫療劑量）
（1 毫西弗／年）

註：1 西弗 =1000 毫西弗
資料來源：行政院原子能委員會

低劑量電腦斷層檢查的輻射量，平均為 1.5 毫西弗，雖然低於一般電腦斷層許多，但事實上，只要接受「一次」檢查，所曝露的輻射劑量，就等於臺灣人「一年」所承受的天然背景輻射劑量！

的研究顯示：**由於濫用電腦斷層等放射性設備的關係，日本人因放射線致癌率的風險，是英國人的五倍之多。**

鐵證如山：保安、殺手!? 不再傻傻分不清楚

現代許多人這種頻繁健檢的情況，正驗證了經濟學「供給增加創造了需求」的理論。臺灣的情況也是如此，隨著電腦斷層儀器的普及，不僅醫師以電腦斷層掃描作為確診工具的門檻降低，同時為了平衡成本與增加收益，各大醫療院所與健檢中心，更藉著大家對於肺癌位居臺灣癌症死亡率第一的恐懼，推出了所謂「低劑量」電腦斷層的肺癌篩檢，宣導「及早發現更能有效治療」的觀念。其實，這在學術上是完全站不住腳的，因為**「有效的篩檢」必須是能夠降低肺癌的死亡率，然而，低劑量電腦斷層篩檢不僅沒有降低肺癌的死亡率，甚至還可能提高肺癌的發生率！**

二〇一五年，Infante 博士於《美國呼吸循環照護學期刊》發表的研究中，將兩千四百五十位男性抽菸者隨機分為兩組：一組接受低劑量電腦斷層篩檢；另一組不接受

任何的篩檢，追蹤平均八．三五年後，結果發現：**不論有沒有接受篩檢，肺癌的死亡率都一樣**。二〇一六年，丹麥的肺癌篩檢計畫所做的研究[15]也是相同的結果，這項研究共蒐集了四千多名、年齡在五十~七十歲的老菸槍（每人每年至少抽二十包菸），研究人員將這些人隨機分配成「做低劑量電腦斷層篩檢」和「不做低劑量電腦斷層篩檢」兩組，如此追蹤五年發現：兩組的總死亡率沒有差別，而且「不做低劑量電腦斷層篩檢」一組的死亡人數較少，只是人數尚無法達成統計學認定的門檻。

更引人關注的是，**「做低劑量電腦斷層篩檢」的那一組，肺癌的發生率幾乎是「不做低劑量電腦斷層篩檢」組的一倍！**使用電腦斷層每年追蹤篩檢這一組，在五年之間出現了一百名肺癌患者；可是在不追蹤那組，卻只有五十三個人肺癌。當然，這當中有部分原因，與「進行篩檢較易發現肺癌」有關，但由於總死亡率相同，且不做篩檢組的總死亡數較少，所以研究人員懷疑：每年追蹤篩檢組的肺癌發生率反而較高，有部分原因可能與低劑量電腦斷層所產生的輻射線有關。

許多醫院拿低劑量電腦斷層做廣告，主張：「比起一般的X光篩檢，低劑量電腦斷層更能降低肺癌病人的死亡率。」但是，他沒說的是：「低劑量電腦斷層雖然比胸部

X光更能降低死亡率，可是使用胸部X光篩檢肺癌，本身就會增加病人的死亡率。」所以，真正的重點應該是探討：用低劑量電腦斷層掃描來篩檢肺癌，和未做篩檢者相比，肺癌的死亡率或總死亡率是否降低？這就像是班上的名次排名，考試成績比最後一名好，不代表就是班上的第一名。同樣的，**以低劑量電腦斷層作為肺癌的篩檢工具，肺癌死亡率雖然比使用胸部X光低，事實卻證明這麼做並沒有比「不做檢查」更好。**所以實際上，低劑量電腦斷層的確不是一種有效的篩檢工具。

篩檢結果九三％是假警報，過度診斷率高達七八％

低劑量電腦斷層還有另外兩個重要風險，分別為「偽陽性」以及「過度診斷」。首先在偽陽性方面，雖然所有的醫學檢查都有這樣的問題，但以低劑量電腦斷層篩檢肺癌

15 Wille MM, Am J Respir Crit Care Med. 2016.

的偽陽性比例卻特別高。根據臺中榮民總醫院重症醫學部主治醫師曾健華等人，統合分析了十九篇的國外文獻發現[16]：低劑量電腦斷層篩檢肺癌的陽性預估率——也就是最後確診為肺癌——的比例只有約六．四％，這也就是說，**以低劑量電腦斷層發現異常者，有高達九三％的人其實是偽陽性的「假警報」，最後確診並非癌症**。

問題是，一旦發現腫瘤，雖可以暫時觀察它的成長速度，但要確診，遲早需要做肺臟活體穿刺才能知曉。肺臟活體穿刺，可不是輕而易舉的事，有時尚須開胸切片檢查，一不小心就會釀出人命。而即便決定不做侵入性檢查，醫生也會要求每年或每兩年就來做一次低劑量的電腦斷層追蹤，無形中增加了腫瘤「癌化」的風險。加上過程中受檢者與家人所承受的心理壓力，反而讓原本健康的身體，負載了不必要的傷害與風險。

另一項常被忽略的風險是「過度診斷」。其定義為：所檢測出的癌症，即使未被檢出，也並不具有臨床的重要性，因為它並不會引起臨床症狀。而有眾多研究皆發現：**以低劑量電腦斷層篩檢肺癌，引發這種過度診斷的機率非常高**。根據美國梅約診所麗貝卡．林德爾研究小組所進行的一項研究，針對連續五年、每年都接受胸部電腦斷層篩檢的高風險群所發現的肺癌患者（含既有與後續新增的肺癌病患），進行了病灶評估，內容包括病灶的大小、形態、位置、形態改變和生長速率，結果發現：肺癌高風險群若以胸部電腦斷層進行篩檢（尤其是女性患者），也很可能會引起肺癌的過度診斷。

《美國醫學會雜誌》（JAMA）一項大規模的美國國家肺癌篩查試驗研究[17]也證實了這一點，該研究針對五萬三千四百五十四例肺癌高風險者（五十五～七十四歲，抽菸史每年超過三十包，戒菸短於十五年），追蹤觀察了六．四年，隨機比較以低劑量電腦斷層與胸部X光的篩檢效果，結果顯示：**以低劑量電腦斷層來篩檢肺癌，有很高的過度診斷率**，透過低劑量電腦斷層篩查所檢出的任何肺癌，其過度診斷的概率為一八．五％；非小細胞肺癌的過度診斷概率為二二．五％；細支氣管肺泡癌的過度診斷概率更

---

16 利用低劑量電腦斷層篩檢早期肺癌：系統性文獻回顧和統合分析，《臺灣公共衛生雜誌》34:2 2015.04[民104.04] P156 - 167。

17 Russell P. Harris, MD, MPH. Starting a New Discussion About Screening for Lung Cancer[J]. JAMA , 17 February 2015;313(7):717-718. doi:10.1001/jama.2014.14769.

高達七八．九%。此外，還有超過一八%是本來可能不會引起臨床症狀的惰性腫瘤。但這些不準確的結果，卻都會因為低劑量電腦斷層檢出後的過度診斷，因此進入手術、放療和化療的危害中，招致額外費用、焦慮以及和癌症治療有關的病殘。基於這些嚴重的後果，我在此特別呼籲，應將「過度診斷」列入該項篩檢的危害評估。

早期篩檢的「五年存活率」較高？其實只是邏輯迷思

以低劑量電腦斷層掃描來篩檢肺癌，實際上沒有效果，而且存有很多風險。然而，我們確實可以看到一些研究文獻聲稱：早期篩檢比不做篩檢增加了五年存活率。難道這些研究者都在騙人嗎？

三種誤差值，看穿「存活率」的真面目

其實，各種醫療上所宣稱的「治癒率」、「存活率」，都不能只光看數字，應該根據

圖表 13　因偽陽性＆過度診斷而高估存活率

A 未篩檢組：五年存活率＝ 700/1000 ＝ 70%			
1000 人發現罹癌	1000 人確診罹癌	5年後	700 人存活
			300 人死亡

B 有早期篩檢組：五年存活率＝ 1200/1500 ＝ 80%			
1500 人發現罹癌	500 人偽陽性 1000 人確診罹癌	5年後	500 人存活
			700 人存活
			300 人死亡

真相是：早期篩檢組因納入了「偽陽性結果＆被過度診斷的早期癌症患者」，因此提升了五年存活率。由此可知，「及早篩檢可以增加存活時間」，其實只是邏輯上的迷思。

以下幾種因素來了解它所指的真正意義，大多數的人都是因為下列三種誤差而產生誤解。

【誤差因素1】
是否有算「偽陽性＆過度診斷」人數

因為早期篩檢組納入了「偽陽性結果」與被「過度診斷」的早期癌症患者，所以五年存活率顯得較高；而未篩檢組因為沒有計算這些人，所以統計五年存活率的數據顯得較差（見上方圖表13）。

【誤差因素2】「發現的時間」不同

假設癌症從發生到死亡共分三期，每期各存活三年，此時透過篩檢，於第一期中期發現羅癌的A君，至死亡共存活了七年；而並未接受早期篩檢，直到第三期中期才發現癌症的B君，至死亡只存活了兩年。於是大家就誤認為「及早篩檢可以增加存活時間」，但事實上，A君的壽命並沒有延長，因為無論有沒有篩檢，研究證明存活率都是相同的（見左頁圖表14）。

【誤差因素3】患者生活改變造成死因變化

以美國預防醫學工作小組的「主動脈剝離統計」為例，進行腹部主動脈瘤篩檢的人，雖然死於主動脈剝離的人數較少，但因為發現主動脈瘤後造成了生活習慣改變，例如心理壓力、不敢運動等等不利存活的狀態，所以**衍生其他疾病而死亡的比例卻增加了**，實際上「總死亡率」是相同的（見左頁圖表15）。

由此可見，許多研究文獻和醫師團體聲稱：「早期篩檢的五年存活率較高」，其實並沒有騙人。事實上，這本來就是理所當然的事，要注意的是：所謂五年存活率的定義，是從「做出診斷後」到「死亡」的時間，所以**只要提前診斷，存活時間必然顯得越**

圖表 14　因發現罹癌時間點較早而高估存活率

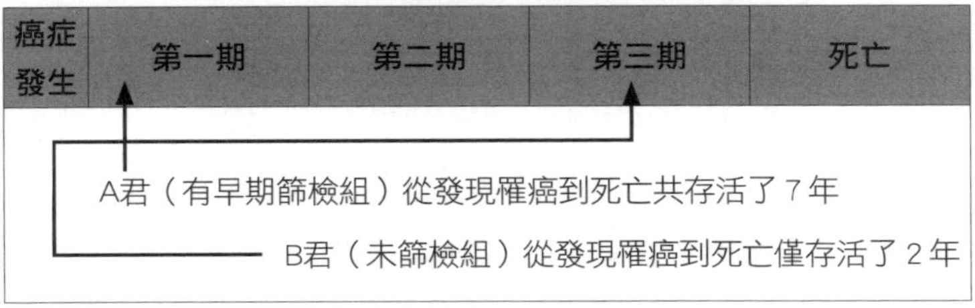

乍看之下，透過篩檢於第一期中期就發現罹癌的 A 君，至死亡共存活了 7 年，遠高於直到第三期中期才發現的 B 君，存活時間看似較長，但實際上並非如此。發現較早的 A 君反而過得更辛苦，因為在剩餘的 7 年生命裡，他必須承受莫大的心理壓力，同時不斷進行檢查、治療，承受癌症治療帶給身體的傷害與痛苦。

真相是：早期篩檢組的「發現罹癌時間點」較早，所以五年存活率自然也比較高。

圖表 15　接受篩檢者調整了生活習慣，降低該病症的死亡率

	5 年後	
	未篩檢	有篩檢
篩檢有幫助嗎（好處）？		
死於腹部主動脈瘤的男性人數	3.4 ＞	1.9
所有原因造成的死亡人數（總死亡人數）	14 ＝	14
篩檢有缺點嗎（危害）？		
需要主要手術修復動脈瘤的數量	5	11
需要不斷持續篩檢的數量	0	55

有篩檢組五年後的死亡人數雖較未篩檢組低（3.4 ＞ 1.9），但兩者「所有原因造成的死亡人數」卻相同，顯示有篩檢組因衍生其他疾病而死亡的比例增加了。

真相是：進行腹部主動脈瘤篩檢後，雖然死於此病症的人數較少（五年存活率較高），卻因生活習慣改變衍生其他疾病，仍無法降低總死亡人數。

長；但問題是，病人的整體壽命並沒有增加。而隨著篩檢率的增加，死亡率和總死亡率是否真的下降了？假如沒有，及早發現、及早治療，恐怕只是徒增存活期的痛苦而已。

「按件計酬」或「公醫制度」，醫療走向大不同

二〇一七年十二月，衛福部長在媒體上表示：「因為臺灣的空氣汙染情況嚴重，考慮使用低劑量斷層掃描來為國人篩檢肺癌，以期降低肺癌的死亡率。」基於知識分子的良心，本人在《自由時報》投書，建議部長多看看已經發表的實證醫學根據，不要因為日本人在做，就覺得我們也可以做。

日本的電腦斷層機台密度是世界第一，所以篩檢政策可能是醫療利益團體所推動，希望能減少電腦斷層機台的閒置時間，以增加醫院的營收。此外，目前支持使用低劑量電腦斷層進行肺癌篩檢，最常被提到的研究，就是納入五萬三千四百五十四位肺癌高危險群受試者的美國國家肺篩檢試驗，其結果發現：與胸部X光相比，低劑量電腦斷層減少了二〇％肺癌死亡率。然而，正如同我先前所提到：**以低劑量電腦斷層篩檢肺癌的**

肺癌死亡率，雖然比胸部X光低，但並沒有比不做檢查更好。況且，這項研究是針對每年抽菸超過三十包、戒菸短於十五年的老菸槍。若以抽菸作為指標，那臺灣女性肺癌患者幾乎都不吸菸，就變成沒有所謂「最高風險族群」可研究。

再進一步討論，就算真能把低劑量電腦斷層的篩檢範圍限縮到高風險群，但抽菸是一種志願的行為，若因部分人士的個人行為，讓全民每年得花六千元以上幫他篩檢肺癌，勢必會大幅度增加健保支出。屆時納稅人又要再增加補充保費，這對於一般沒有抽菸的民眾來說，平常已經因為抽菸者而遭受二手菸和三手菸（編按：指菸熄滅後在環境中殘留的汙染物）的傷害，最後還要再付錢去幫他們篩檢？道理上實在說不過去。

目前，建議以低劑量電腦斷層篩檢肺癌的大多是美國的醫療機構，歐洲並沒跟進，尚持觀望態度，認為害處大於好處。為什麼歐美會有如此大的差異？其實，這與兩地醫療制度不同有關：美國是「按件計酬」，有商業營利之考量存在；而歐洲大都是「公醫制度」，國家付錢，所以較為審慎。

事實上，即使是美國，**多數醫學會也建議只有「高風險族群」，才需要以低劑量電腦斷層來進行肺癌篩檢。**美國胸腔科醫師學會更是再三叮嚀，要醫師不要隨便對低風險族群做這項篩檢。由此可知，**一般民眾實在不該為了預防性質，就隨意進行低劑量電腦斷層的肺癌篩檢，而即使是高風險群或已發現腫塊，也不建議年年持續使用。**一如我前文提及的哥哥狀況：他在胸部X光發現肺部有腫塊，於是以低劑量電腦斷層追蹤檢查，結果在連續兩年追蹤檢驗後，確定腫瘤並沒有變大，確定為良性腫瘤，便不再持續每年以低劑量電腦斷層進行檢查。畢竟目前支持高風險群使用低劑量電腦斷層進行肺癌篩檢的研究，也只做了三次年度的篩檢，如果要每年一直進行下去，追蹤時曝露的輻射風險，實在得再三仔細評估。

想及早發現肺癌，學會看懂身體「求救信號」很重要！
——預防勝於治療，用健康生活打造你的鐵肺！

由於肺癌目前仍然沒有良好的篩檢工具，因此對於此病症，唯有透過預防來降低罹患率，如此自然也就能降低肺癌的死亡率。此外，想及早發現肺癌，除了透過醫學檢驗，民眾的病識感也很重要。首先，建議大家定期透過臺灣癌症基金會所提出的「肺癌

圖表 16　肺癌高危險群自我檢查表

※下列問題若有任何回答為「是」者，即代表高危險群：

- ☐ 有肺癌家族病史？
- ☐ 曾罹患肺結核或其他慢性肺發炎疾病？
- ☐ 為長期抽菸者？
- ☐ 工作的環境是石棉工廠或纖維工廠？
- ☐ 長期處在二手菸的生活環境中？
- ☐ 經常接觸廢氣及工廠菸塵？
- ☐ 持續性咳嗽超過三個月以上？
- ☐ 咳血或痰中帶有血絲？
- ☐ 開始吸菸的年齡在 20 歲以前？

資料來源：臺灣癌症基金會

高危險群自我檢查表」（見上方圖表16）進行檢測，確認自己是否為高危險群。其次是學會看懂身體的七大徵兆（見第一一五頁圖表17），雖然「肺癌初期幾乎沒有症狀」，但是並不等於完全沒有絲毫症狀。只要對自己多一分關心，不錯過身體訊號，就能及早發現、及早治療，不讓癌細胞有機會偷跑、坐大。

慎選飲食、避開汙染源，防癌有妙招

此外，肺癌和多數癌症一樣，預防重於治療，在平日生活中要特別注重環境的衛生，遠離會傷害肺部的各種汙染源。

在飲食方面，除了多攝取生鮮蔬果，可以再搭配幾款營養補充品、吃足每日五蔬果，也可多吃蘋果、綠茶、魚、魚油、葡萄糖胺及軟骨素。在避免環境汙染源方面，要注意下列危害：**菸害**（香菸、雪茄與菸斗，含一手菸、二手菸及三手菸）；**空氣汙染**（居住大城市超過十年，會增加肺癌風險）；**金屬懸浮微粒**；**廚房的油煙**；**石棉**；**砷**（多存於中藥、戶外木材、井水、貴州的煤炭，以及本地捕撈的野生透抽、臺南附近養殖的臺灣鯛等海產中）。**氡氣**（某些花崗岩、大理石）；**洗澡水的三鹵甲烷**等。

★更多癌症預防撇步，詳見拙作《癌症當然可以預防》

圖表 17　注意七大徵兆，及早發現不「肺」力！

咳嗽	可能是輕度乾咳，也可能是嚴重咳嗽，痰液可能有多有少。值得注意的是：有慢性長期咳嗽症狀的患者，一旦咳嗽性質發生改變，例如咳嗽頻率有變化，或出現刺激性乾咳（即使用一些抗炎藥物，症狀也沒有明顯改善），這時就要警覺。
痰裡有血絲	40 歲以上有吸煙習慣者，如果發現痰裡總是帶有血絲，而且持續了一段時間，症狀也沒有緩解，檢查也查不出問題，就要考慮有肺癌的可能，建議做進一步的檢驗。
胸痛	患者自己找不到原因，總是感覺胸痛，疼痛時間從持續數分鐘至數小時。一般來説，胸痛大多在肺癌的中、晚期才會出現，但如果癌腫靠近胸膜，胸痛的症狀就會較早出現，其疼痛大多是不規則地隱痛或鈍痛，而且在咳嗽的時候，症狀會加重。
杵狀指	表現為指、趾第一關節肥大，指甲突起變彎，常伴有疼痛。
四肢關節痛	常感到四肢關節疼痛，但又不知道什麼原因，此外還會出現遊走性關節炎症狀，肘、膝、腕、踝、指掌等關節部位會有燒灼般的疼痛感，活動有障礙，還可能出現水腫和脛骨、腓骨的骨質增生等症狀。此症狀常與杵狀指同時存在。
皮炎、皮肌炎	肺癌患者早期會有皮膚瘙癢性皮炎、皮肌炎、帶狀皰疹等症狀。大多數的多發性肌炎，會在肺癌典型症狀之前出現，表現為全身無力、食欲減退，嚴重時還會連行走和起床都困難。
肩膀疼	肺尖癌的早期症狀和主要表現就是肩膀疼，因為肺尖部的上方正好是胸腔的出口，周圍有很多的神經根和神經，所以，當肺尖周邊的部位發生癌變後，腫塊壓迫到這些神經，就會讓人感覺肩膀疼痛，而且甚至是從肩到手指產生放射性的疼痛，其症狀與一般肩周炎相似。所以肩膀疼的時候也要特別注意，一旦發現同時有咳嗽、血痰狀況，就應該警覺是不是有肺尖癌的可能。

江醫師的常識補充站

椰子油真的不能吃嗎？

提到慎選飲食，近年來隨著生酮飲食的風行，「椰子油」的議題也跟著火紅，有人說它是「超級食物」，但也有人說它是「十足毒藥」，那麼椰子油究竟是好是壞呢？首先，椰子油是「十足毒藥」的說法，是由美國哈佛大學流行病學系教授米歇爾斯（Karin Michels）提出，他認為飽和脂肪會造成血管病變，所以飽和脂肪酸比例高於八〇%的椰子油，對身體來說當然就像毒藥，可事實上，「飽和脂肪會造成血管病變」本身就是一個錯誤而且過時的觀念，近年來已有許多研究打破了這個迷思，英國劍橋大學一項統合了十八個國家、七十二份，共包含六十萬名受試者的研究文獻分析便發現，以往認為對身體有害的飽和脂肪食物，例如起司、奶油、肥肉、餅乾、蛋糕、香腸等，事實上沒有增加罹患心血管疾病的機率。

此外，椰子油所含有的中鏈甘油三酯（又名中鏈脂肪酸，medium-chain triglycerides, MCT），可直接進入肝臟產生酮體，被腦細胞使用，且不易轉化為脂肪堆積在體內，其實是好的油，但注意每日油脂攝取標準為三～六茶匙，多吃或少吃都不好，即使是好油，也不可過度攝取。

癌症篩檢，大多數根本沒用
——早期診斷早期治療，延長的是生命還是痛苦？

每年衛生福利部都會公布最新國人十大死因，惡性腫瘤已連續第三十六年蟬聯榜首，可見癌症的確堪稱國人健康的最大敵人。為了降低癌症威脅，各大醫療院所與健檢中心，紛紛推出各項癌症篩檢，以期在癌症發生時，能早期發現、早期治療。但我必須遺憾地告訴大家：「大多數的癌症篩檢根本沒用！」

目前真正有效的癌症篩檢，只有子宮頸癌、肝癌和口腔癌等三種；而美國疾病管制與預防中心（CDC）更是直接指出：肺癌、卵巢癌、攝護腺癌和皮膚癌的早篩，對病人的存活沒有任何幫助！換句話說，早期發現、早期治療未必能增加癌症患者的存活率，反而只帶給病人的人生更多恐懼與折磨。

早期發現、早期治療居然沒辦法改善存活率？這一點的確非常違背大家的常識，許多人勢必因此質疑，但事實上的確如此，因為癌症的早期篩檢，存活率會受到以下兩個因素影響。

【變數1】早期腫瘤，有些會自己消失或變小

雖然我們不知道為什麼腫瘤會自行生出或消失，不過長期的觀察中，的確發現腫瘤會自己消失，特別是**早期發現的腫瘤，很多都是這種「零期」和「一期」的癌症，本來就有比較高的比例會自己消失**。而如果腫瘤自行消失了，當然也就不需要承受手術和後續引起的併發症等風險。

研究顯示：有大約一五％的非吸菸者，以及高達五〇％的吸菸者，在胸部電腦斷層掃描中檢測到的小肺結節，絕大多數不會變成癌症，而且有些甚至會自發性的變小。二〇〇九年一項針對五十三個腎臟腫瘤進展速度的研究[18]也發現：每個人的腫瘤增長速度都不相同，其中七個（一四％）實際上變小了；另外二十一人（四〇％）的增長速度非常慢，需要六年多的時間才會變大一倍。也就是**一厘米的腫瘤，需要十二年以上的時間才會長到四厘米**。

【變數2】過度診斷與偽陽性，會導致死亡率增加

早期腫瘤有比較高的比例會自己消失或變小，因此如果沒有透過篩檢發現，可能根本不會有事。但如果早期篩檢發現後，卻可能會造成過度診斷，再加上許多癌症篩檢的結果有很高的偽陽性，將導致很多不必要的後續檢查與手術治療，而這些檢查與手術也都會帶來一定的致殘率和死亡率，例如：肺腫瘤手術後一個月之內，平均有五％的病人會死亡。

早期篩檢所使用的檢查方式，常常用到高量的輻射線，這些輻射在多年的追蹤之後，常常造成新的癌症發生，進而導致死亡率增加。即使是被認為很低劑量的牙科Ｘ光，仍會增加癌症的風險。耶魯大學醫學院一項針對一千四百三十三位腦膜瘤患者，和一千三百五十位同年齡層的健康對照組的研究，發現在十歲之前照了全口Ｘ光的孩子，

---

18 Zhang等，《通過使用連續體積 CT測量確定的腎腫瘤生長速率的分佈》，Radiology 250（2009）：137-44。

發生腦膜瘤的機會是對照組的五倍；而每年都照全口X光，或者照全口X光頻率比較高的人，得到腦膜瘤的風險也比較高。

因此，想要降低癌症威脅，光靠癌症篩檢是沒有用的，尤其是透過有輻射、會致癌的檢查方式來檢查，更是一大笑話！大家一定要有個概念：**所有固定時間的篩檢，能檢查出來的大部分是長得比較慢、比較早期、對生命威脅較小的腫瘤；至於長得很快的腫瘤，常常在兩次篩檢的間隔中就長得足以殺死人，所以，也因此大多無法透過篩檢察覺。**這也就是為什麼很多人明明每年健康檢查和癌症篩檢的結果都很正常，卻突然被診斷出罹患中、晚期癌症的原因。

要遠離癌症威脅，**真正的預防之道不是癌症篩檢，而是必須釜底抽薪，確實地從生活中著手。根據研究指出：七五％以上的癌症是我們自己就可以預防的。**這絕非高調的陳腐之論，而是我過去陪伴父親與姊姊抗癌的實際感悟。

★如何打造防癌生活，詳見拙作《癌症當然可以預防》

2-4

醫院最常見的不當檢查④【乳癌篩檢】

為及早發現乳癌，接受乳房攝影檢查

媽媽咪呀！忍痛夾乳檢查竟然是在做白工？

【引證單位＆研究】考科藍協力研究中心（Cochrane collaboraticn）、瑞士醫學委員會、英國牛津大學、《內科醫學年鑑》、《英國醫學期刊》、《刺胳針雜誌》、臺北醫學大學公衛所張武修教授、《美國醫學會雜誌》（JAMA）、《新英格蘭醫學期刊》（NEJM）、美國預防醫學工作小組、美國癌症學會（ACS）、美國婦產科醫學會（ACOG）

考科藍協力研究中心：接受乳房攝影檢查無法增加存活率！

你不知道的醫療風險【臨床案例】

臺中市一名四十七歲的已婚婦人，在去年九月接受健康檢查時，經乳房超音波檢查發現：右乳上方有一顆疑似〇．九五公分×〇．八公分，外形不規則的腫瘤，轉到門診接受乳房攝影，卻沒有看見異常，結果一週後切片竟確診為乳癌，期別為一期，經手術切除後，如今定期回診追蹤。

這是二〇一七年中國醫藥大學附設醫院的一則實際病例，很多女性朋友當時看了新聞都嚇一跳：怎麼乳房攝影明明沒有異常，結果切片竟是乳癌？那麼我們為預防乳癌，年年忍痛去做乳房攝影，不就根本白做了嗎？乳癌一直名列臺灣女性第一好發的癌症，國健署為了防治乳癌，還特地將「乳房攝影」列為「四大癌症免費篩檢服務」之中，提供四十五歲以上的婦女，以及四十～四十四歲二等親內有乳癌家族史的婦女，可以每兩年接受一次免費的乳房攝影檢查，但實際上，**我認為一般女性，實在不該將「乳房攝影」列入定期健康檢查的項目。**

乳房攝影通常只能找到早期、低危腫瘤，不具臨床篩檢價值

所謂的「乳房攝影」，其實就是利用Ｘ光來檢查乳房，進而偵測出乳房腫瘤、囊腫等病灶，主要受檢對象多為女性。然而大家都知道：Ｘ光攝影是以「游離性輻射」穿透人體成像，換句話說，Ｘ光攝影可能引發癌症！既然可能的風險不小，那麼這項檢查應該有相當大的好處才值得一為，但實際上並非如此。

二〇〇一年考科藍協力研究中心的科學家，進行了有關乳房攝影益處的量化研究。考科藍協力研究中心是一個非營利的實證醫學國際研究組織，參與研究的科學家來自各領域，發表的醫學研究報告以客觀、詳盡著稱，而且備受尊敬。該中心的這項研究，共囊括了乳房攝影檢查七個規模最大、最嚴謹的研究計畫，研究對象遍布全世界各國，總計約有五十萬名婦女，並將參加的婦女分成兩組：一組是定期接受健康檢查者，包括乳房攝影；另一組雖定期接受檢查，但不含乳房攝影。

研究人員追蹤這些婦女的健康狀況，包括各組有多少人死亡，研究時間長達十年以上，然後，計算接受乳房攝影檢查的好處究竟有多少呢？結果竟然是：零！換句話

說，**不論是否接受乳房攝影檢查，存活率都差不多。這顯示了接受乳房攝影檢查，其實並沒有任何好處**。

除此之外，還有很多研究的結果也一樣，例如：英國牛津大學的研究[19]，研究人員將現在與一九八八年英國開始將乳房攝影納入常規篩檢方案後相比，對照兩者的乳癌死亡率，結果發現：**目前女性的乳癌死亡率與四十年前相同**。

二〇一一年，挪威、法國和英國研究小組的研究[20]也顯示：近年來乳癌篩檢並沒有直接降低乳癌的死亡率。此外，加拿大第一次全國性的乳房篩檢研究，收納了四十～四十九歲的五萬名志願者，隨機分配成兩組：第一組為每年接受乳房攝影與臨床檢查；第二組不做任何篩檢。結果兩組的乳癌死亡率，最後同樣沒有差異。

加拿大第二次全國性的乳房篩檢研究，則招募了五十～五十九歲的四萬名志願者做隨機分配：對照組的成員，每年都接受一次臨床乳房觸診檢查，該項檢查非常徹底且嚴格標準化，每名患者每次檢查約需五～十五分鐘，並且皆由專門培訓的護士來完成；而對照組的成員，每年除了接受相同的徹底臨床檢查外，還會再加上乳房攝影 X 光檢查。結果，兩組乳癌死亡率還是無差異。

唯一可以看到效果的，只有在十項乳房Ｘ線攝影隨機試驗中，有一項研究提供了有關ＤＣＩＳ（Ductal Carcinoma in Situ，乳管原位癌）的訊息，但同樣沒有任何一項研究顯示乳房攝影可降低死亡率。而ＤＣＩＳ的中文名稱雖然有個癌字，實際上只是乳管內存在異常細胞，與一般乳癌不同，不具侵襲性，因此ＤＣＩＳ究竟是否屬於癌症，目前專家的意見尚未統一。

由此可見，**乳房攝影並沒有比臨床觸診有效，因為乳房攝影大多只能找到早期、低危腫瘤，而這並沒有篩檢價值**。以ＤＣＩＳ為例，美國每年發生六萬名ＤＣＩＳ的新個案，但九八％ＤＣＩＳ的個案經過追蹤十年還是很健康。

---

19 J R Soc Med，2013; 106: 234-42.
20 P. Autier，世衛組織死亡率數據庫趨勢分析。

乳房攝影無法降低乳癌死亡率，還提升了發生率

乳房攝影不僅無法有效降低乳癌的死亡率，許多研究甚至發現：進行乳房攝影甚至會提高乳癌的發生率。在一項追蹤六年的研究中，可以看到乳房攝影組的侵入性乳癌，在追蹤的六年間一直比不攝影的對照組高。而最終的結果是：**經常接受乳房攝影篩檢的女性，患侵入性癌症的比例高出二二%**，篩檢女性中每一萬人有一千九百零九人罹癌；而沒有定期篩檢的女性中，每一萬人有一千五百六十四人。儘管這不是一項隨機試驗，但這些婦女除了接受乳房攝影的次數不同，其餘大部分的條件都非常相似，因此不得不讓人懷疑：乳房攝影的輻射線，可能是提高乳癌發生率的原因。**X光攝影的輻射線，本來就是高危險的致癌因子，而乳房又是對輻射「高度敏感」的器官，自然必須更加注意。**

臺北醫學大學公衛所的張武修教授，也曾經在《自由時報》上投稿質疑：為何在乳癌篩檢率大幅增加的臺灣，乳癌的死亡率卻繼續攀升？他認為：乳房攝影確實會增加女性的輻射曝露，因為國內女性特殊年齡層的乳房攝影受檢率，雖然從二○○四年的

圖表 18　臺灣 50 ～ 69 歲女性乳房攝影受檢率 vs 乳癌發生率、死亡率

	受檢率（%）	發生率（十萬人）	死亡率（十萬人）
2004年	0.85	28.5	9.7
2009年	9.77	53.1	11.1

從 2004 年到 2009 年，乳房攝影的受檢率雖然大幅增加，但乳癌的發生率與死亡率也跟著增加，特別是乳癌發生率，推估與乳房攝影增加女性輻射曝露有關。

○・八五%提高到二○○九年的九・七七%，但對照臺灣癌症登錄檔卻發現：國人乳癌發生率也從每十萬人中的二八・五人，增加到五三・一人，而死亡率也從每十萬人中的九・七人增加到一一・一人。這顯示**乳癌篩檢採行的乳房攝影，不僅沒有降低死亡率，而且國人的乳癌發生率，反而可能因篩檢計畫而顯著增加。**

類似的情況還有不少，例如：日本的乳癌篩檢率，同樣也是大幅度的增加，可是乳癌的死亡率並沒有下降。加拿大以五萬個人為對象進行的隨機研究，更得到篩檢組的總死亡率反而比對照組高的結論。美國有一項統計指出：每一萬個定期接受乳房攝影檢查的婦女，估計十年後就有一個因這項檢查而得到乳癌。假如有七千萬個婦女定期接受乳房攝影檢查，十年篩檢下來，就會有七千人因此得到乳癌，實在不可不慎。

偽陽性與過度診斷率高，約一半會得到錯誤診斷

除了輻射致癌問題，乳房攝影還有「偽陽性」與「過度診斷」的風險，而且情況相當嚴重。首先在「偽陽性」方面，根據二〇一一年美國《內科醫學年鑑》的研究[21]顯示：接受乳房攝影檢查十年下來，出現偽陽性的累積風險為五〇％，也就是十年來定期接受乳房攝影檢查的婦女，如果檢查結果為「陽性」，其中約有半數是假警報，但這些人至少約有二〇％——也就是**每五個人之中，會有一個人將因偽陽性結果而接受乳房組織切片檢查**。不僅得承受不必要的侵入性檢查帶來的風險與疼痛，同時偽陽性檢查結果所造成的心理衝擊，往往使她們與家人陷入嚴重焦慮。

二〇一二年，國際權威期刊《英國醫學期刊》與《刺胳針雜誌》更分別以重要篇幅，評論過去二十年來各國醫學界極力推動的女性乳房攝影篩檢。透過多國的回溯追蹤研究發現：女性乳房攝影篩檢存在著極高的偽陽性機會，除了會增加醫師的誤診率，也讓許多女性極初期的身體變化被過度診斷，帶來後續長期不必要的焦慮，甚至得接受一連串不必要的檢查與治療。

以下我們用挪威為例。挪威和臺灣一樣，將乳房攝影列為乳癌防治對策，但挪威政府從一九九六年開始資助乳房攝影篩檢，經過十年積極的推廣，於二〇〇五年起，挪威所有五十～六十九歲的女性，皆被建議每兩年進行一次乳房攝影檢查，而其中有七七％的女性聽從這一建議進行了檢查。儘管挪威政府的出發點是好的，然而，研究人員在對這項乳房攝影篩檢進行的評估研究卻發現：**這項檢查其實是過度的，而且還造成了一五～二五％的乳癌過度診斷。**

乳房攝影所造成的過度診斷，在醫界並不是新聞，參與挪威這項研究的美國哈佛公共衛生學院的梅特．卡拉格博士就提到：其他國家報告的過度診斷率，最高可達五四％。一項由考科藍協作組的研究人員，發表於《英國醫學期刊》的一項中繼分析[22]也明確指出：乳房攝影篩檢約有三分之一會被過度診斷。這些被過度診斷的婦女，若是

---

21 Annals of Internal Medicine, 2011, Rebecca Hubbard.

22 K.J. Jørgensen BMJ, vol. 339, 2009, b2587.

圖表 19　乳房攝影三大風險，女性不可不知！

X 光輻射風險	X光攝影的輻射可能引發癌症，而乳房又是對輻射「高度敏感」的器官，因輻射致癌的風險更高。
偽陽性風險	乳房攝影檢查的偽陽性問題特別嚴重，十年定期接受乳房攝影檢查的婦女，如果檢查結果為「陽性」，其中約有半數是「偽陽性」；且結果為「陽性」的受檢者，97%並無癌症。但這些人仍必須接受進一步的檢驗或不必要的手術，估計每五人就有一人因此接受不必要的「乳房組織切片」檢查。
過度診斷風險	有些婦女若一生都不接受篩檢，終身都不會出現臨床症狀的乳癌，因為這些婦女的乳癌情況永遠不會進展為臨床期。可是一旦過度診斷為乳癌後，就會採用各種方式治療，而這些治療就屬於過度治療，不會帶給患者任何益處，甚至有害！

一開始便沒有接受篩檢，她們的乳癌可能永遠不會進展為臨床期；可是一旦過度診斷為乳癌後，就必不可少地會採用各種方式來治療，而這樣的**過度治療，對身體的傷害絕對大過於益處**。

很多人會覺得難以置信：如果乳房攝影檢查沒有好處，為何各大媒體經常強調乳癌篩檢、乳房攝影可以幫助乳癌患者活得更久？為何專業醫學團體如美國醫學會、美國放射科醫學會，以及美國外科醫學會，也都建議婦女定期接受這樣的檢查？甚至臺灣國健署也將它納入乳癌防治策略？

專業建議也可能偏頗，深入了解再做醫療決定

其實，這樣的矛盾背後有很多原因。一般之所以認為乳房攝影檢查可以幫助乳癌患者活得更久，一些研究文獻甚至聲稱「做乳房早期篩檢，可以增加幾年的存活率」，原因之一就在前文所提到的三種誤差（見第一〇六頁），而且這種因誤差所引發的誤解，在乳房攝影上又更為明顯。因為乳房攝影篩檢所發現的，幾乎均為早期、低危腫瘤，沒

有必要診斷和治療的乳癌狀態，這種零期和一期的腫瘤或癌症，本來就有比較高的比例會自己消失。因此相較於其他癌症，乳癌的早篩與治療，自然更容易被認為是有用的。

但事實上，對大部分的患者來說，**「早期發現」並不代表可以「提早治癒」，反而隨之而來的檢查與治療，還可能更加致命！**就像臺灣乳癌篩檢率大幅增加，但死亡率不僅沒下降，而且發生率還可能因篩檢計畫而顯著增加，原因就在於此。

至於專業醫學團體，如美國醫學會、美國放射科醫學會、美國外科醫學會提出的建議，我認為與各醫學會的「立場」有關，因為這些醫學會是專門設立來「支持醫師」的團體，例如：美國醫學會支持所有執業醫師；放射科醫學會支持所有放射科醫師；美國外科醫學會則支持所有外科醫師。這些醫學會每年向醫師會員收取年費，當然必須維護他們的權益，至於提供客觀的事實與資料給一般大眾，則非成立的宗旨，毋需建議民眾該怎麼做。

當然，這些醫學會的會員醫師並非有意欺瞞大眾，只是醫學會畢竟得以維護會員最大的權益為基本立場。以美國放射科醫學會為例，該組織建議一般婦女接受乳房攝影檢查，也支持醫療院所施行這項檢查，因為乳房攝影檢查代表一大筆收入，而**十個乳房**

圖表 20　美國 50 歲女性接受乳癌篩檢與否的結果

隨機分配	1000 名篩檢	1000 名未篩檢
10年後死於乳癌	4	5
10年後總死亡數	21	21
接受非必要乳房切除或化療	5	0
篩檢切片判斷陽性或陰性	100	0

攝影檢查結果為陽性的女性中，只有一名是真正的罹患乳癌，但這十位女性卻都得因此接受切片檢查。對外科部門而言，這代表了龐大的收入。因此，這些專業醫學團體會支持乳房攝影檢查，我們實在無須感到意外。

其實，美國國家醫學研究院（ＩＯＭ）為使各醫學會提出客觀、基於實證醫學的醫療建議，早在一九九〇年代初期，就已公布過正式的指導方針，各醫學會也曾針對各種檢查或處置出版治療準則，例如：美國心臟協會出版的《ＡＣＬＳ手冊》，以及美國醫學會的乳房攝影檢查施行準則等。可惜很遺憾，ＩＯＭ整頓的效力不彰，根據《美國醫學會雜誌》在一九九九年刊登的一篇研究報告顯示：**各醫學會出版的治療準則，不到一半符合ＩＯＭ的標準。**

此外，乳房攝影檢查的問題之所以一直沒被挖出來，還有一個原因，那就是這項檢查後面的政治力量。因為《美國聯邦法律》明訂健保機構必須支付這筆檢查費用，且自九〇年代開始，美國疾病控制中心即得到《聯邦法律》授權，確保每一位婦女定期接受乳癌篩檢，並立即追蹤檢查報告異常者。正由於受到美國政府支持，不少國家或團體也因此跟進，臺灣正是如此。

由此可知，**政府和專業醫學團體所提出的建議，未必絕對是正確的，是否值得遵循，應仔細了解內容才能決定。**

具乳癌基因BRCA或乳癌患者二等血親，才需考慮乳房攝影篩檢

當然，我們也不是要全盤否定乳房攝影的功效，因為以乳房攝影作為乳癌篩檢工具，和以低劑量電腦斷層篩檢肺癌的情況不同（如罹癌部位、檢查儀器等各方面條件），對符合條件的少數女性來說，利就可能大於弊。以乳癌發生率很高的美國為例，每一千名五十歲的女性，必須完成十年篩檢，才能減少一個人死於乳癌，但不僅其他九百九十九人得不到好處，還有五人需要承受不必要的手術、化療，一百人則要接受乳房切片[23]（見第一三三頁圖表20）。

考科藍實證醫學中心的分析[24]也指出：**想要以乳房攝影找到一個真正的乳癌患者，過程中通常會伴隨著十個錯誤診斷及診斷後侵入性的治療。**二〇一七年十二月發表在《英國醫學期刊》[25]，由法國里昂的學者分析整個荷蘭，於一九八九到二〇一二年進行的全國女性乳房攝影篩檢（每兩年照一次），結果也發現：一般常見的乳房攝影篩檢，對於乳癌進展到二～四期幾乎沒有貢獻。當然，也就更遑論對於死亡率的貢獻。更糟糕的是，篩檢發現有問題的腫塊，後來證實一半是偽陽性與過度診斷。

由此可見，乳房攝影對特定的少數人是有幫助的，只是對於大多數的女性而言，乳房攝影不僅看不到好處，還可能有許多的壞處。因此，瑞士醫學委員會甚至在二〇一四年投稿到《新英格蘭醫學期刊》，建議直接廢除所有的乳房攝影篩檢。

既然乳房攝影只對特定的少數人是有幫助的，那麼，到底哪些人是那特定的少數

---

23 BMJ, 2016;352:h6080.
24 BMJ, 2014;348:g366.
25 BMJ. 2017; 359: j5224.

人呢？關於這一點，醫學界其實也不斷在努力當中。首先，美國預防醫學工作小組（USPSTF）在二〇〇九年十一月十七日提出新的乳癌篩檢指引[26]，不建議四十～四十九歲的婦女做乳房攝影的例行篩檢，以減少篩檢出偽陽性結果所帶來的不必要身心傷害；五十～七十四歲者每兩年做一次乳房攝影；七十五歲以後做乳房攝影篩檢則沒有好處。

當時，美國癌症學會（American Cancer Society）還表示：不會因USPSTF的新指引而更動該學會的原先建議。但是**到了二〇一五年十月，美國癌症學會終於低頭，也跟著發布新指南，明確指出乳癌「少篩檢」比「多篩檢」要利大於弊**。因此，將女性開始要每年接受乳房X光篩檢的年齡，從四十歲調整為四十五歲，同時五十五歲以上的婦女改為隔年接受篩檢。

如今，美國三個主要醫學組織——美國婦產科醫學會、美國癌症學會、美國預防醫學工作小組，建議進行常規乳房X光檢查的年齡分別是四十歲、四十五歲和五十歲。臺灣衛生福利部國民健康署則是提供四十五歲以上的婦女，以及四十～四十四歲二等親內有乳癌家族史婦女，可每兩年接受一次免費的乳房攝影檢查（見第七十五頁圖表4）。

然而，考慮到東方人的乳房緻密、X光檢查準確度低，而且國人乳癌比例又比美國人更低，以乳房攝影作為乳癌篩檢工具必然弊大於利。因此我認為，是否需要乳房攝影篩檢，應該依照個人風險來選擇。**如果自身帶有乳癌致癌基因BRCA，或者是乳癌患者二等血親，當然可以考慮以乳房攝影來定期篩檢乳癌。但對於無症狀的健康女性來說，以乳房攝影作為乳癌篩檢工具，絕對是不智的做法。**

想及早發現乳癌，定期做這些檢查就夠了
——東方女性乳房組織較緻密，超音波解析度反而更好

我很得意的是，早於二十年前，我就覺得以乳房攝影來防治乳癌的邏輯有問題，因此建議我身邊的女性（包含我太太在內）不要接受乳房攝影。而今透過考科藍協力研

26 The Annals of Internal Medicine, 2009;151:716–726, 727–737, 750–752.

究中心等眾多研究，終於真相大白，也證明我的先見之明。然而，乳癌畢竟是臺灣女性第一好發的癌症，聽到我說不要接受乳房攝影，很多女性會覺得憂慮：「不做乳房攝影，難道就這麼放著不管嗎？」其實想「及早發現乳癌」，只要定期進行「觸診」和「乳房超音波檢查」就夠了，說明如下。

乳房攝影準確度比不上「觸診＋超音波」

「觸診和乳房超音波檢查？這麼陽春的檢查，真的有用嗎？」其實觸診加乳房超音波檢查的篩檢功效，準確度比乳房攝影檢查還高！以乳房觸診為例，有時候經驗豐富的醫師一摸就知道是什麼情況，因此，美國癌症學會對影像檢查所提出的指引是：**三十歲以下非高危險性的病人，每三年請專業人員做觸診，追蹤即可。**

只是以臺灣的現況，民眾談乳癌色變，很怕得癌，再加上有些「摸起來像良性的東西，最後被發現是乳癌」的盲點存在，這時乳房超音波檢查便可補其不足。因為東方女性乳房組織較緻密，**超音波的解析度反而更好**，而且它偽陽性的比例低，又無放射線疑

圖表 21　吃對、動足、睡好：預防乳癌這樣做

多補充營養群	葉酸可以降低酒精所增加的乳癌風險，親自哺乳可以降低乳癌，每天補充足夠的維生素 D，多吃魚、茶、海帶、石榴、黃豆及其製品、含纖維素的蔬菜、吃紅葡萄。
避免危險因素	攝取過多牛肉、環境游離輻射過多、睡眠不足、開燈睡覺、長值夜班、肥胖、反式脂肪、油炸澱粉（炸薯條，洋芋片）、使用動物性雌激素等。
每天適度運動	每天運動 30 分鐘，也有助於預防乳癌。

慮，安全性遠高於乳房攝影，只要**再配合觸診，就能達到很好的篩檢效果**。

此外，專業醫師的觸診雖然重要，但定期進行「乳房自我檢查」也不可少。根據國家乳癌基金會（National Breast Cancer Fundation）的資料顯示：**有高達七〇%的乳癌案例，是病患自己進行自我檢查時發現的**。雖然有些早期乳癌（如原位癌或較小的腫瘤）無法經由乳房自我檢查察覺，而且乳房自我檢查同樣無法降低死亡率，但它可以讓婦女習慣自己在正常狀況下乳房的感覺，同時增加自我乳房變化的知覺，使婦女學習照顧自己的健康，重要性依然值得肯定。所以，我強烈建議每位女性都該學會乳房自我檢查，每月至少做一次，為自己的健康做最基本的把關。

當然，早期發現不是完全能解決乳癌的方法，畢

竟對許多癌症來說，及早發現、及早治療，其實並無法增加存活率，所以，要遠離乳癌威脅，預防才是更好的選擇。我個人簡單歸納為「吃對、動足、睡好」三個要點（見第一三九頁圖表21）。

根據醫學研究：葉酸可以降低酒精所增加的乳癌機率，親自哺乳也可以降低乳癌發生機率，每天補充足夠的維生素D，多吃魚、茶、海帶、石榴、黃豆及其製品、含纖維素的蔬菜、吃紅葡萄和每天運動三十分鐘等，都有助於預防乳癌。此外，要避免以下的危害因素：每週吃七份以上的牛肉，游離輻射，睡眠不足、開燈睡覺、長值夜班、肥胖、反式脂肪、油炸澱粉（炸薯條、洋芋片）、使用動物性雌激素等。只要透過正確的生活實踐，自然就能降低乳癌的發生。

★如何打造防癌生活，詳見拙作《癌症當然可以預防》

第三章

生活最常見的8種不當用藥&治療

3-1

生活最常見的不當用藥＆治療①【感冒治療】

為緩解感冒，服用各種症狀的市售成藥

咳嗽、喉痛、發燒、流鼻水……你吃的都只是「安慰劑」

【引證單位＆研究】美國食品藥品監督管理局（ＦＤＡ）、美國毒物控制中心、英國政府的藥品和保健產品監管機構（ＭＨＲＡ）、印第安納州米沙沃卡的聖約瑟夫家庭醫學評估研究、臺北醫學大學考科藍臺灣研究中心、《小兒科期刊》（*Pediatrics*）、美國小兒科醫學會（ＡＡＰ）、美國賓州大學（University of Pennsylvania）、英國國家保健局（ＮＨＳ）英國家庭醫師（ＧＰ）

感冒藥治不好感冒，反而會製造疾病與副作用

你不知道的醫療風險【臨床案例】

「咳、咳、咳……，我好像有點感冒了……。」

「趕快吃感冒藥把它壓下來，不然會變嚴重喔！」
「好好好……，快給我吃那個某某牌全效的感冒藥粉。」
你知道嗎？感冒其實無可救藥，吃了藥反而拖延病程喔！

臨床案例中的對話，你是否似曾相識？「感冒」是大家都很熟悉的一種常見疾病，各位想必都有類似的經驗：突然打個了噴嚏，或是鼻腔、喉嚨開始有些微的疼痛感，這時很多人會覺得自己應該是「冷到了」。為了把感冒壓下來，大部分人都會到藥房買感冒藥；症狀嚴重一點的，則可能會立刻去看醫生，希望拿到「更專業、有效的感冒藥」，好讓感冒快快好起來。

大家想像不到的是，**感冒這種病其實無藥可治**，無論是透過醫生還是藥房取得的感冒藥，其實都治不好感冒，而且反而會打擊身體的自衛機轉，製造出慢性鼻竇炎、慢性咳嗽等更為棘手的慢性疾病！

吃了藥感覺好多了？其實是免疫力的功勞

聽到「感冒無藥可治」，應該很多人會覺得難以置信：「現代醫學這麼發達，小小的感冒怎麼會無藥可治？而且明明吃藥後，症狀都有改善，身體也很快就痊癒了呀！」假如你也有這種想法，那就表示你和絕大部分人一樣，壓根不了解感冒。

很多人不知道，**在正統醫學裡，並沒有「感冒」（common cold）這種診斷，感冒只是一種通俗的說法**，泛指病毒感染上呼吸道（喉嚨、鼻子的粘膜）所引發的不適症狀，如流鼻水、鼻塞、喉嚨痛、打噴嚏、咳嗽、發燒等。它雖然不是什麼可怕的嚴重疾病，但由於感冒是由病毒感染所引起的，再加上可以造成感冒的病毒超過兩百種，在難以找出致病病毒，以及目前西醫對病毒仍沒有特效藥（只有少數特定的病毒有抗病毒藥物，可抑制其發展）的情況下，感冒的確仍是無藥可治。

所幸，身體本來就有自衛機轉——人體的「免疫系統」，可以幫我們對抗病毒，所以，一般感冒只要沒有併發症，一～二週內就能自然痊癒。也正因為如此，所以才給人一種「吃藥後，症狀有改善，身體也很快就痊癒了」的錯覺，事實上，醫師所開或藥房購買的感冒藥，最多只能「稍微緩解」感冒症狀，並不能縮短一般感冒的病程，換句話說，**你之所以能戰勝感冒，靠的其實是免疫力，而不是感冒藥**。

國際間已有數不清的研究證實：感冒藥並無法治療感冒。美國印第安納州米沙沃卡的聖約瑟夫家庭醫學評估便發現：幾乎所有常規的感冒治療方法——包括抗生素、吸入性皮質類固醇、非處方藥（OTC）抗組胺藥，以及去充血劑和鎮咳藥等，都沒有治療感冒的效果；臺北醫學大學考科藍臺灣研究中心的研究也指出：服用解熱鎮痛藥並不會讓感冒更快好。這篇研究綜合了九個全球性的臨床試驗，共一千零六百九十名受試者，比較三十七個項目，包括彼此直接比較，以及與吃「感冒藥」當安慰劑作為對照組的隨機對照研究，結果顯示：**使用解熱鎮痛藥，雖可以改善頭痛、耳朵痛、肌肉與關節疼痛等，卻無法改善咳嗽與流鼻水等呼吸道症狀，同時也不會縮短病程。**

阻止感冒症狀＝打擊身體自癒力，你在幫哪一邊？

有鑑於此，感冒藥盒的「藥效說明」上，通常只會標註「能緩和感冒各種症狀」，

圖表 22　吃感冒藥消滅的是「免疫力」，而非「病毒」！

造成感冒的病毒逾 200 種，但症狀為什麼都差不多？這是因為引發這些痛苦症狀的，並不是感冒病毒本身，而是我們自己的身體。值得注意的是，這些感冒症狀雖然擾人，卻是身體正在以免疫反應進行自然修復的必要手段，假如硬要用藥物「緩解」這些症狀，實際上就等於是在打擊自己身體的免疫力！

感冒症狀	目的	以藥物緩解症狀的壞處
流鼻水、鼻涕、咳嗽、打噴嚏、多痰、鼻塞	把病毒等病原體趕出身體。	病原體滯留體內。
身體倦怠、關節痠痛	提醒你好好休息，讓身體復原。	症狀緩解後便持續操勞，導致體能狀況不佳，延長病程。

而不是「治療感冒」。讀到這裡，很多人一定會想：「感冒藥能緩解感冒症狀，至少可以在感覺上好受一點。」——假如實情真能如此單純，感冒藥就不會被我列為首要的不當用藥與治療了。

服用市售感冒藥的問題出在：**這類藥品所緩解的感冒症狀，其實是人體免疫系統在面對感冒病毒時的一種自衛手段**。以流鼻水為例，感冒初期鼻水流不停，雖然讓人困擾，這卻是鼻腔黏膜試圖將感冒病毒驅逐出境的一種方式。假如使用藥物減少鼻水分泌，反而提供感冒病毒一個最佳的繁殖環境。同樣的，其他擾人的感冒症狀也一樣，**當你用藥物緩解這些症狀，其實就等於是在**

打擊身體的自衛機轉、削弱自己的免疫力。如此一來，感冒症狀雖然看似舒緩，實際上卻是把「短期激戰」變成「長期攻防戰」，同時，會使得原本的急性感染給「慢性化」，引發慢性支氣管炎、慢性鼻竇炎、慢性咳嗽、肺炎等更棘手的慢性疾病。

除了製造疾病外，感冒藥還可能會引發痙攣、心臟毛病、呼吸困難、神經疾病等嚴重的副作用。早在二〇〇八年，美國食品藥品監督管理局（FDA）便呼籲：提醒父母別讓兩歲以下的幼童服用非處方感冒藥、咳嗽藥。因為光是在二〇〇四～二〇〇五年間，就至少有一千五百名兩歲以下的兒童，因服用這類藥物而出現抽搐、心率加快、意識降低甚至死亡等不良反應。在這之後，美國小兒科醫學會（American Academy of Pediatrics, AAP）與英國政府的藥品和保健產品監管機構也接連提出警告，**呼籲「六歲以下兒童」不應該服用感冒藥。**

這些研究與機構的呼籲對象雖是針對孩童，但見微知著，對成人當然也一樣有害，差別只在於孩童的身體尚未發育完全、對抗能力較差，影響較快而顯著罷了。所以在美國、加拿大等歐美地區，醫師面對感冒的病患通常不會開藥。可惜的是，由於感冒藥的取得相當便利，一般藥房即可購買，所以自行購買感冒藥服用的依然大有人在，其不良影響在孩童身上最為明顯，二〇一二年美國毒物控制中心的統計資料顯示：**感冒藥和咳嗽藥是導致五歲以下兒童死亡的前二十種物質之一**[27]，風險不容小覷。

感冒堪稱全人類最好發的病症之一，每個人一定都曾有過感冒的經驗，然而，感冒用藥的風險也最容易受到忽視，因此我在本章「生活最常見的不當用藥＆治療」中，特別將之列為首要注意項目，提醒大家務必改掉「一感冒就吃成藥」的習慣，別讓原本一～二週內就能自然痊癒的急性感染，在不當用藥下，成為糾纏一生的慢性病。

面對感冒症狀，建議你可以這麼做

——別急著當藥罐子，普通感冒七～十天就會自然痊癒

感冒時不建議吃感冒藥，只要多喝開水、多休息，一般在一～二週內就能自然痊癒。但是，電視上常報導一些人剛開始只是感冒症狀，但後來卻住院甚至是死掉了，不少醫師也常呼籲：「感冒症狀勿輕忽」，那麼感冒時，我們到底該怎麼辨呢？

第一步：觀察症狀，是「流感」就需立刻就醫

對抗感冒，第一步是「觀察症狀」，因為「感冒」和「流行性感冒」（流感）的症狀類似，但流感很容易併發肺炎或腦炎等嚴重併發症，嚴重時甚至會導致死亡，所以當有感冒症狀出現時，務必仔細觀察。

一般來說，感冒較少引起全身性的症狀，主要是鼻水、鼻塞及喉嚨痛、咳嗽等呼吸道症狀，而且不太會發燒（三歲以下幼童例外）；至於流感，通常症狀發作很突然，頭痛、發燒、咳嗽、倦怠、全身肌肉痠痛等症狀會更嚴重，病程也比一般感冒長，通常在兩週以上。換句話說，感冒時若出現高燒、昏睡等嚴重症狀，就可能是罹患流感，建議立刻就醫。此外，雖然多數的感冒不會怎麼樣，不舒服個幾天就會好轉，但**假如不適過久，已超過普通感冒的正常病程（一～二週），或是病程已超過一週卻不見緩解，那**

---

27 Am Fam Physican, 2012.

就表示可能已併發其他問題，應考慮就醫。例如：因呼吸道粘膜破損導致繼發性細菌感染等，此時便不能再置之不理，必須就醫確認，以避免引發更嚴重的併發症。

第二步：善用三大法寶，戰勝＆預防感冒

感冒造成的不適症狀，如：流鼻水、鼻塞、打噴嚏、咳嗽、喉嚨痛、聲音沙啞、發燒、疲倦、頭痛、腹瀉等，這些症狀是身體免疫反應正在進行自然修復的表現，所以不建議用藥物緩解症狀，建議多喝溫開水、多休息，只要身體有足夠的餘裕應戰，通常在五～七天內就會緩和下來。此外，感冒雖然無藥可治，倒也並非全然無計可施，建議大家不妨善用以下三大法寶，來戰勝和有效預防感冒。

●法寶１：紫錐花可提升免疫力，加速感冒痊癒

紫錐花又稱紫錐菊或松果菊，屬多年生草本植物，源於北美洲，是美洲印地安原住民用於治療感冒、喉嚨痛及解毒止痛的傳統草藥。由於效果顯著，現已成為世界上最

被廣泛採用於增強免疫系統的草本植物之一，其保健製品在近十年來，於歐美的銷售排名一直名列前茅，已有超過一千個雙盲對照研究證實：紫錐花的確可以減輕感冒症狀，並且加速感冒痊癒[28]。

紫錐花之所以能改善感冒症狀並縮短病程，主要是透過免疫系統促進淋巴細胞的活性，在最短的時間內提升人體對抗病原的能力。因此，紫錐花並不像一般健康食品必須長期不間斷地服用，而是在「必要」的情況下才補充。所謂必要時刻，其實就是**一出現鼻塞、喉嚨痛、頭痛等感冒症狀時就服用**。臨床研究發現，紫錐花在感染症剛發生就服用，能發揮最大的效果；若等到感冒症狀已經非常嚴重，效果就會大打折扣。

此外，紫錐花有很多不同的品種，其中含有比較多的生理活性成分，且經常被拿來作為健康食品原料的有 Echinacea purpurea、Echinacea angustifolia、Echinacea pallida 三種。由於天然紫錐花的成分間具有很好的協同交互作用，所以與其萃取單一的紫錐花配醣體，

---

28 Schulten B,Arzneimittelforschung.2001；Goel V,Phytother Res.2005.

還不如原本的天然複方有效。至於攝取劑量，依據臺灣的《食品衛生管理法》建議：**紫錐花每日用量上限為九百毫克，空腹或飯前服用較佳。**一般感冒大約只需連服五～七天，但如果已連續服用兩週，則必須至少停服一週之後再續服，才能發揮最佳的免疫提升效果。

●法寶2：用蜂蜜對付咳嗽，效果比感冒糖漿和類固醇更好

感冒時除了可以用紫錐花來提升人體對抗病原的能力，我們還可以用蜂蜜來對付擾人的咳嗽。研究證實：蜂蜜治療咳嗽的效果比類固醇藥物還好！以色列Petach Tikva社區小兒科診所柯翰（Herman Avner Cohen）醫師，曾針對三百名一～五歲上呼吸道感染且有夜咳的孩童，將蜂蜜兌水與感冒糖漿（Robitussin）進行隨機雙盲研究，結果發現：蜂蜜水抑制咳嗽的效果，比Robitussin感冒糖漿更好[29]。

29 Pediatrics, 2012.8.1.

圖表 23　別再吃錯藥！對兒童、成人無效的感冒藥有哪些？

感冒其實無藥可治，吃藥最多只能緩解症狀，且效果非常有限。考科藍醫學中心多項研究顯示：不少感冒藥的效果其實和「安慰劑」差不多。換句話説，你以為的「有效」，其實可能是病程已近尾聲，或純粹心理作用罷了。

對兒童無效的感冒藥

藥物名稱	證據	研究結果
抗生素	考科藍回顧 4 個研究	與安慰劑無差別
Carbocysteine 化痰藥	考科藍回顧 3 個隨機對照研究	針對咳嗽、氣促症狀無異於安慰劑
Dextromethorphan 止咳藥	1 個研究	針對夜咳、睡眠品質無異於安慰劑
Diphenhydramine 止鼻水	1 個研究	針對夜咳、睡眠品質無異於安慰劑
吸入型類固醇 （擴張氣管）	考科藍回顧 2 個研究	與安慰劑無差別
口服類固醇	1 個隨機對照研究	與安慰劑無差別
藥房止咳藥	考科藍回顧 3 個隨機對照研究	與安慰劑無差別
藥房抗組織胺	考科藍回顧 2 個研究	與安慰劑無差別
藥房止咳藥＋氣管擴張劑	考科藍回顧 1 個研究	與安慰劑無差別

對成人無效的感冒藥

藥物名稱	證據	研究結果
抗生素	考科藍回顧 9 個研究	與安慰劑無差別
止鼻水	考科藍回顧 35 個研究	與安慰劑無差別
可待因（止咳）	考科藍回顧 2 個研究	與安慰劑無差別
鼻內類固醇	2 個隨機對照研究	與安慰劑無差別

資料來源：考科藍醫學中心

這項研究，還將感染後咳嗽持續超過三個月的病患分成三組：一組服用蜂蜜；一組服用類固醇藥物；一組服用感冒糖漿。結果也發現：蜂蜜組的咳嗽頻率降低最多。可見以蜂蜜治療咳嗽，成效不僅比感冒糖漿和類固醇藥物更好，對久咳問題一樣有效。

美國賓州州立大學的一項研究也同樣證實了這點，該研究針對有上呼吸道感染導致夜間咳嗽的孩童，睡前分別單吃蜂蜜，以及以蜂蜜調味的鎮咳藥——右旋美沙酚（dextromethorphan），結果發現：蜂蜜更能緩解夜間咳嗽頻率和程度，止咳效果最好，病童的睡眠品質也因此改善最多[30]。正因為蜂蜜的止咳功效，屢獲各國人體對照雙盲研究的證實，因此連英國國家健保局（National Health Service, NHS）和家庭醫師（General Practitioner, GP）都提出建議：**當感冒咳嗽時，不妨多喝自製的蜂蜜檸檬水來止咳**。

●法寶3：日常補充魚油或人參，養出不感冒體質

面對感冒，除了症狀出現時可用紫錐花和蜂蜜來急救，更好的做法是從平時就好好調理，不讓感冒有機會找上你，我建議大家不妨平時就補充魚油或人參。

美國埃默里大學（Emory University）拉馬克里溪南博士（Usha Ramakrishnan）於二〇

一一年八月，發表於《小兒科期刊》的研究發現：懷孕十八～二十二週的孕婦，補充四百毫克的ＤＨＡ一直到分娩，可以降低嬰兒出生後三個月內發生感冒的機率，以及減輕感冒症狀。此外，二〇一二年韓國的隨機、雙盲、安慰劑對照研究[31]則顯示：服用人參可減少感冒次數與症狀嚴重度。

魚油和人參都是相當知名的營養補充品，除了預防感冒，還具有調節免疫、維護心血管健康、提升大腦功能等多重優越的保健功效。**尤其是魚油，更是我認為國人最應補充的保健營養素，無論男女老幼都應持續攝取，對健康有很大的助益。**

---

30 Archives of Pediatrics and Adolescent Medicine, 2007.12.3.

31 Lee CS、J Korean Med Sci. 2012.

3-2

生活最常見的不當用藥&治療②【使用抗生素】

為治療發炎、感染，隨意使用抗生素

救命時刻vs玩命關頭：慎用玉石俱焚的重藥險棋，才能「腸」命百歲

【引證單位&研究】《自然期刊》（*Nature*）、《過敏、氣喘與免疫學年鑑》（*Allergy Asthma & Immunology*）、美國家庭醫學會（AAFP）、美國小兒科醫學會（AAP）、美國皮膚科醫學會（AAD）、美國眼科醫學會（AAO）、美國紐約大學（New York University）、《英國醫學期刊》

抗生素會殺光腸道益菌，引發代謝、免疫問題，甚至癌症

你不知道的醫療風險【臨床案例】

「醫生，我這次感冒咳得很嚴重，可以幫我『注一個大筒的（打針）』嗎？這樣好得比較快！」

「醫生，我覺得喉嚨很痛，可以開點止痛藥嗎？」

「醫生，我家孩子晚上睡覺一直咳，是不是該吃點抗生素？」

大家知道嗎？抗生素並非萬靈丹，消滅細菌之外，同時也殺光你體內的好菌。

用來殺滅細菌的抗生素，對病毒感冒「根本無效」

提到抗生素，相信很多人都不陌生，不過就和感冒藥一樣，一般人對它不是略知一二，就是壓根不了解。以感冒為例，有些人拿抗生素當成治療的萬靈丹，以為吃了就能藥到病除，因此一感冒就想要醫生開給抗生素；而另一方面有許多人則是迷信特效藥或特效針，以為這樣好得比較快，殊不知**這些特殊配方，大部分都是抗生素**[32]。

32 感冒的特效藥或特效針，成分可能含有症狀治療藥物，如退燒藥、止咳藥、止痛藥、止吐藥，以及抗生素、抗組織胺藥、類固醇，甚至維他命等。

事實上，一般感冒服用抗生素根本沒有用，因為**感冒是由病毒感染引起的各種不適（見第一四四頁），而抗生素只能用來對抗細菌感染**。抗生素雖能殺死細菌或阻止細菌繼續生長，對於病毒卻沒有作用。換句話說，一般感冒時，使用抗生素壓根無濟於事，反而十分傷身。

有人可能會很驚訝，因為「感冒治療時使用抗生素」早已行之有年，很多人吃了的確覺得有效。況且，醫生怎麼可能故意做出無效診斷或錯誤治療呢？其實，這必須從兩個階段來談。

首先，針對病毒感染所造成的一般感冒，患者在使用抗生素後之所以覺得有效，主要是病程的自然發展，因為一般人總在症狀出現的第三～七天去診所或醫院看病，而一般病毒引起的疾病，也大約在七～十天內可痊癒，此時**不論你是否接受抗生素治療，病情都一樣正在好轉**。只是由於有些病人相信抗生素的藥效，因此就以為感冒好轉是抗生素發揮了作用。其次，一般感冒雖是由病毒感染所引起，但是在發作過程中，卻可能會導致呼吸道受損（例如用力擤鼻涕，導致鼻腔黏膜受損）而併發細菌感染，此時的感冒便不再是一般感冒，而是**續發的細菌性感冒，這時使用抗生素治療就的確有效**。

腸道菌相失調造成免疫力低落，得花好幾年才能復原

病人的錯誤認知與不當要求，也是促使無效治療的主因。感冒時，儘管醫師認為不需要抗生素，但只要病人堅持希望服用，醫師就可能會讓步，畢竟對醫師說來，**感冒本來就只能做症狀治療，開抗生素只不過是「讓病人滿意」的舉手之勞**，況且這樣一來，或許還因此避免了「可能續發」的細菌性感冒，一舉兩得，何樂而不為？

然而，這麼做其實很危險。根據美國疾病管制中心的資料顯示，感冒患者至少有八〇％不需要開抗生素，一般感冒使用抗生素，不僅無法加速疾病的治癒，而且還有引發副作用的風險。以常用的抗生素安莫西林（amoxicillin）為例，即使它已是相當安全的一線抗生素[33]，但據統計：每四百一十個服用這種抗生素的患者中，還是有一個會出現致

33 依健保藥品給付規定及醫師臨床經驗，抗生素簡單分為三線，第一線的安全性最高，沒有效時才改用第二線，第三線的使用限制最嚴格。

命的過敏反應。此外，抗生素對人體也有長遠的壞處，因為**抗生素會把大腸道裡面的所有的細菌（包括益生菌）都殺光，造成腸道的菌相失調**。

很多人以為腸道菌相失調，不過就是消化吸收不良，實際上影響不只如此。首先，我們都知道，腸道屬於消化器官，身體所需要的營養大部分在此處被吸收，並將身體不需要的剩餘殘渣形成糞便、排出體外，所以腸道健康，會直接影響營養吸收與毒素排除。其次，**腸道是人體最大、最重要的免疫器官，有七成以上的免疫細胞（如巨噬細胞、T細胞、NK細胞、B細胞等）集中在腸道，另有七成以上的免疫球蛋白A（IgA）也是由腸道製造**。由此可知，腸道掌管了人體營養吸收、毒素排除和免疫調節三件大事，一旦腸道健康受損，影響將遍及全身。

最新的研究發現：抗生素的使用不僅會殺死腸道益生菌，同時還會降低嗜中性球的活性而削弱免疫力，甚至削弱腸道障壁強度，導致外來的異物如細菌、病毒更容易通過腸壁的上皮細胞層，滲透到血液循環而進入身體[34]。另外，還有許多研究證實：**腸道菌相的平衡，與人體肥胖代謝疾病、自體免疫疾病、癌症與精神及神經退化等疾病皆有密切關聯**。

值得注意的是，很多人並不知道：只要一次「完整的抗生素療程」，就可能對腸道造成極大的傷害！二〇一一年八月二四日，美國紐約大學醫學系主任馬汀．布雷塞（Martin Blaser）醫師在《自然期刊》發表的研究報告即指出：使用抗生素，會提高肥胖、第一型糖尿病、腸炎、過敏及氣喘等疾病的發生率，而且只要一次完整的抗生素療程，就可能會對腸道益菌造成無法挽回的損傷，長期下來會降低人體對疾病與感染的抵抗力，**事後往往必須花好幾年，才能讓腸道菌叢逐漸趨於正常。**

濫用抗生素養出「超級細菌」，一旦感染將無藥可治

此外，抗生素的濫用，還會加速抗藥性細菌的出現，甚至產生多重抗藥性的「超級細菌」（Superbugs）。由於這類細菌會對抗生素產生耐藥性、抗藥性，甚至是多重抗藥

34 PloS Patho,2017;13:e1006513.

性，因此一旦感染，治療將變得十分棘手，甚至有可能無藥可治。例如：近年發現的新德里金屬蛋白酶－1（NDM-1），就讓絕大多數抗生素都束手無策。美國疾病管制與預防中心（CDC）於二〇一七年發現的細菌「噩夢」（Nightmare bacteria），更是擁有不尋常的抗藥性，幾乎無法治癒，只能選擇強化治療，靠輸液和機器維持生命。

事實上，隨著全世界出現越來越多的超級細菌，因感染超級細菌而死亡的比例也越來越高，根據美國疾病預防中心的數據：美國每年有超過兩百萬人感染具有耐藥性的細菌，至少兩萬三千人死亡。除此之外，英國國家型報告在二〇一五年發表的抗藥性細菌研究也指出：全球每年估計約有七十萬人死於細菌感染。倘若情況繼續下去，預估**到了二〇五〇年，全世界會有一千萬人死於抗藥性細菌感染，比死於癌症、糖尿病及陸上交通意外的人數還多**。為此，世界衛生組織（WHO）最近也把抗生素的抗藥性列為最重要且緊急的議題，呼籲各國政府要介入這個嚴重的問題。

臺灣抗生素濫用的問題也相當嚴重，除了感冒之外，人們只要遇到發炎、感染，或是各種會使用消炎藥的場合，十之八九都會使用抗生素，因此早已在身體裡「養」出不少超級細菌。**以世界衛生組織於二〇一七年公布的十二種超級細菌為例，臺灣不僅全**

圖表 24　加護病房八大超級細菌，抗藥性幾乎持續成長

超級細菌種類	抗藥性成長幅度	
	2006 年	2016 年
CRAB 碳青黴烯類：抗藥性鮑氏不動桿菌	33.4	63.4
CRE 碳青黴烯類：抗藥性腸道菌	0.7	14.7
CR E.coli 碳青黴烯類：抗藥性大腸桿菌	0.2	3.7
CRKP 碳青黴烯類：抗藥性肺炎克雷白氏菌	1.7	21.7
CRPA 碳青黴烯類：抗藥性綠膿桿菌	13	16.3
VRE 萬古黴素：抗藥性腸球菌	9.1	41.6
VR E.faecium 萬古黴素：抗藥性屎腸球菌	24.1	65.3
MRSA 甲氧苯青黴素：金黃色葡萄球菌	82.5	67.2

部都有，而且比例不斷攀升。根據衛福部疾管署監測，從二〇〇六年～二〇一六年，加護病房常見的八大超級細菌，就造成一萬五千多人感染。

世界衛生組織所列的超級細菌中，最危急的CRAB碳青黴稀類抗藥性鮑氏不動桿菌，與CRPA碳青黴烯類抗藥性綠膿桿菌，抗藥性於近十年內不斷增加，尤其是CRAB，抗藥性已增加至六三．四%（見上方圖表24），目前治療已用到最後一線的抗生素，後面已無

藥可用，但死亡率仍達五～一五％，可見超級細菌之害，臺灣人早已無法置身事外。若是再不改變對抗生素的使用習慣，總有一天，我們會連簡單的感染都沒有藥物可用而飲恨歸西。

是否使用抗生素，建議你可以這麼做
——六親不認兩面刃，別讓特別請來的救援軍，滅掉自家的御林軍

抗生素能殺死細菌或阻止細菌繼續生長，被譽為二十一世紀醫學發展里程碑的代表藥物。然而，只要一次完整的抗生素療程，就會對腸道造成莫大傷害，進而影響人體營養吸收、毒素排除和免疫調節，長期將可能引發肥胖、自體免疫甚至癌症等嚴重疾病，再加上抗生素的濫用，還會養出無藥可治的超級細菌。換句話說，抗生素的使用，猶如一把兩面刃，我們必須謹慎使用，才能讓它發揮應有的效果，同時降低它所可能造成的危害。

【第一步】不自行購買，同時學會判別常見抗生素

抗生素雖然是處方藥品，但實際上取得並不困難，因為有些「租牌」的藥局，現場沒有專業藥師，當聽到民眾要買抗生素，為了留住客戶，經常沒看顧客是否有拿醫生處方就直接販售。所以要想避免抗生素濫用，第一步就是不自行去購買。一般民眾在感冒或生病時，常常自行到藥房買藥吃，而且一進門就指定要買「能消炎的」，殊不知這個**消炎藥可能就是抗生素**。

當然，「可能」並不等於「絕對」，由於「消炎藥」是一種民間說法，並不是正式的醫學概念，因此市售消炎藥除了可能是抗生素，也可能是能緩解紅、腫、痛、熱等炎症反應的激素類藥物（如可體松），或解熱鎮痛類藥物（如布洛芬、阿斯匹靈）。那麼，我們怎麼知道自己正在吃的消炎藥，到底是不是抗生素呢？其實站在醫師立場，無論是哪種消炎藥，都不建議擅自購買服用，不過由於防止抗生素濫用的問題已刻不容緩，因此還是在此說明簡單的判斷方法（見第一六六圖表25），以減少民眾在不自覺的情況下，過度使用抗生素。

圖表 25　兩種方法，判斷你吃的藥是不是抗生素

判斷 1：從藥名觀察	藥名包含黴素、西林、頭孢、環素、沙星、磺胺的藥品（如青黴素、盤尼西林），一般就是抗生素。
判斷 2：從說明書找線索	一般抗生素的說明書裡，會有「對於○○○細菌有較好的抗菌作用」的字樣。

【第二步】不主動要求，並反過來要求醫師謹慎使用抗生素

臨床上抗生素的使用，有時的確有其必要性，只是過去我們常過度依賴，才會導致抗生素濫用。特別要提醒的是：過度依賴抗生素的人，其實不只是民眾，有時連醫師也不例外。因此，除了就診時不要主動要求醫師給予抗生素之外，同時，更建議民眾積極為自己的用藥把關，要求醫師更加謹慎地使用抗生素，特別是以下幾種狀況：

①不應使用抗生素來治療一般感冒、病毒性呼吸道疾病

根據《過敏、氣喘與免疫學年鑑》的研究報告指出：**抗生素不但無法治療病毒引起的上呼吸道感染，還會減少免疫細胞激素分泌，導致協調免疫系統的能力出現問題**。所以，美國

小兒科醫學會一再呼籲，罹患一般感冒時，不應使用抗生素治療；同時只要是因病毒所造成的呼吸道疾病，也都不應使用抗生素，除非確診感冒已合併細菌性感染，才可謹慎使用。

②異位性皮膚炎未確認有細菌感染，就不應服用抗生素

一般異位性皮膚炎患者在皮膚發炎時，皮膚表面常可發現金色葡萄球菌，因此醫師常給予口服抗生素或抗生素軟膏。然而事實上，**目前並未確認口服抗生素可改善異位性皮膚炎的紅腫、發癢症狀**，相反的，在患部未受細菌感染前，貿然使用抗生素，反而會使金色葡萄球菌產生抗藥性。因此美國皮膚科醫學會強調，異位性皮膚炎患者在皮膚發炎時，除非確定患部已遭到金色葡萄球菌感染，否則不應使用抗生素。

③流行性角膜結膜炎，不應使用抗生素

流行性角膜結膜炎（又稱病毒性結膜炎、紅眼症等），是因為感染腺病毒等「病毒」所造成的疾病，但是卻總會有醫師以「預防」為目的，讓患者先行使用抗生素，造

成抗生素的濫用。因此，美國眼科醫學會呼籲：醫師不應開立抗生素給流行性角膜結膜炎患者，倘若有細菌性結膜炎疑慮，應根據必要進行細菌培養，確定已有細菌感染才可用藥。

④急性副鼻竇炎，不應隨意使用抗生素

副鼻竇炎屬於病毒感染，因此患者會出現鼻涕顏色怪異、臉部與牙齒壓痛等症狀，但一般都會自然康復。所以美國家庭醫學會認為：罹患急性副鼻竇炎時，除非症狀持續達七天以上，或是在症狀暫時改善之後又出現惡化情況，否則不須使用抗生素。

⑤中耳炎不應隨意使用抗生素

中耳炎可分為感染性和非感染性，前者由病毒或細菌引起，後者多是由於咽鼓管受到阻塞所致。由此可知，**罹患中耳炎，使用抗生素未必有用**。因此，美國家庭醫學會呼籲：孩童罹患中耳炎時，醫師應先追蹤其病情發展，於四十八～七十二小時內進行觀察，若症狀並不嚴重，就不應隨意開抗生素給患者服用。

圖表 26　縮短療程一樣有效：
英國布萊頓醫學院提出的「新版抗生素療程」

抗生素治療病症	標準的建議治療時間	英國布萊頓醫學院建議
鏈球菌咽喉炎	10天	3～6天
社區型肺炎	10天	5天
腎盂腎炎	14天	5～7天
腹腔的敗血症	7～14天	4天
蜂窩組織炎	7～14天	5天

【第三步】
不隨便停藥，同時補充足夠的益生菌

倘若確診為細菌感染而引起的疾病，在醫師的專業判斷下需要使用抗生素，這時抗生素的使用不管口服或點滴注射，通常均需要一個療程，也就是必須按時服用一定的天數。此時，務必要遵從醫師的指示「用好」（固定間隔服藥，讓血液裡持續有一定量的抗生素）、「用滿」（不可因為病況稍有起色就自行停藥），以免製造出「抗藥性細菌」，並讓它伺機而起。

值得注意的是，根據英國布萊頓醫學院的感染科專家，於二〇一七年《英國醫學期刊》

公開的隨機控制前瞻研究結果指出：目前絕大多數的抗生素療程都超過需要，以前認為抗生素給的時間不夠，會增加抗藥性菌種生成；但**事實上大多數的抗生素給予，其實只需要一半的時間就夠了**。例如：腹腔的敗血症，標準建議治療時間是七～十四天，可是隨機的研究顯示：其實四天就足以達到同樣的效果，過度使用反而會使身上細菌的抗藥性增加（見第一六九頁圖表26）。因此，在無法避免使用抗生素時，建議可與醫師仔細討論，根據這些隨機研究的結果，把抗生素的使用天數減少到適當的時間，以避免培養出更多的超級細菌。

此外，由於抗生素會殺死腸道細菌，因此在**服用抗生素時，建議同時加強補充「益生菌」，而加強補充的時間，至少為抗生素療程時間的一倍**。例如：服用抗生素七天，就至少應加強補充益生菌十四天，以幫助腸道菌叢恢復正常。

3-3

生活最常見的不當用藥&治療③【補牙材料】

治療牙齒時，選擇以汞齊（銀粉）補牙

張開嘴巴：你的口腔裡，是否也有世界最毒的金屬!?

【引證單位&研究】瑞典、挪威已全面禁用，加拿大、德國、法國、英國、澳洲部分禁用。美國牙醫協會（ＡＤＡ）、世界衛生組織、高雄醫學大學

用汞齊補牙，會造成慢性汞中毒

你不知道的醫療風險【臨床案例】

「林小姐，你有兩顆臼齒表面有一點點蛀，改天得來補牙喔！」

「補牙!?那會不會很貴？」

「補牙材質有汞齊和樹脂兩種，樹脂補牙比較費工，費用大概會貴一到兩成，汞齊置密性高而且使用相對較久，不過用久會氧化變黑，你可以回去考慮一下。」

「嗯……，反正臼齒除非哈哈大笑，否則不容易看到，我就選汞齊好了。」

你也和林小姐有一樣的想法嗎？小心，你的口腔可能藏有世界最毒的金屬！

以汞齊補牙者，口腔中可偵測到高量汞蒸氣

在牙科補牙幾乎是大家都有過的經驗。補牙是用人造物質修補牙體缺損的方法，凡因蛀牙（齲齒）、楔狀缺損、外傷等因素，造成牙體組織缺損，都需要透過補牙來恢復外形和功能，否則將可能造成牙髓腔外露，誘發牙髓疾病。

許多人常基於價格、置密性與耐用度，選擇汞齊（俗稱銀粉）作為補牙時的充填材料，殊不知這樣一來，**等於是將自己置身於慢性汞中毒的隱憂之中**。所謂的汞齊，其實是一種用銀、銻、銅、鋅和水銀混合後形成的汞合金，當中的汞含量接近五〇％，由於

它是最硬的牙科充填材料，加上過去認為汞齊氧化後，表面會形成一層保護膜，使汞不會逸散，算是一種穩定且安全的補牙材料，臨床使用已超過一百八十年。

然而，隨著時間的累積與研究的進步，近年來國際上有不少牙醫及團體，開始對汞齊補牙的安全性提出質疑。因為有越來越多的研究顯示：**只要咀嚼、進食、刷牙，就會破壞汞齊上的這層保護膜，並在患者口腔中偵測到瞬間升高的汞蒸氣。**

一九九七年世界衛生組織的研究發現：曾使用汞齊補牙的民眾，每天約多吸收三~七微克的汞蒸氣，並導致每公克尿中汞含量增加五微克。二〇〇一年 Leistevuo 博士等人的研究也指出：用汞齊補牙者的唾液中，所含甲基汞比一般人高了三倍。

此外，臺灣高雄醫學大學口腔醫學院院長蔡吉政，曾經針對四十六位使用汞齊補牙、年齡在二十八~五十歲的民眾，進行口腔內汞蒸氣偵測，結果發現：在咀嚼前，口腔內汞蒸氣平均為 44.76ppm（1 ppm 為百萬分之一），咀嚼三十秒後即升高為 63.71ppm，足足增加了 18.96ppm，增幅為一七%，甚至有人口中的汞蒸氣增幅達一二〇%。

而在這項研究中，**部分受測者距前次補牙已有十幾年，但汞蒸氣仍持續在口腔內**

逸散，由此可見，汞齊補牙的確會造成慢性汞中毒[35]，徹底推翻了過去普遍認為「汞齊補牙後，兩年內即可達穩定狀態」的說法。

淘汰汞齊已成國際趨勢，瑞典、挪威更是全面禁用

汞是有毒金屬中毒性最強的一種，中樞神經半衰期長達四十五年，加上人體無法有效排除，很容易在體內累積，即使些微逸散，也可能會對大腦、心臟、腎臟、肺、中樞神經及免疫系統，造成無法復原的傷害。為此，禁用汞齊補牙早已成為國際趨勢。

首先是瑞典政府，指派了特別的調查單位開始大量研究汞齊補牙的危害，在彙整並分析自一九九七～二〇〇二年共五年的研究結果後，於二〇〇四年宣布全面禁用汞齊補牙；而挪威、丹麥也後續跟進宣布全面禁用；加拿大、德國、法國、英國、澳洲則是宣布部分禁用，也就是六歲以下的孩童、懷孕及授乳婦女、腎功能不全患者，不得使用汞齊補牙。有鑑於此，我一向呼籲大家不該使用汞齊補牙，尤其是**孕婦和尚未生育的女性，更應該避免使用接觸**。雖然截至目前為止，最具聲望的美國牙醫協會（American

Dental Association, ADA），對於是否應禁止以汞齊補牙仍持保留態度，僅在官方網站上強調：「我們支持繼續研究，以研發出與汞齊一樣安全、有效的補牙材料。」但**美國牙醫協會的態度，事實上可能與協會本身擁有兩項汞齊補牙的專利權有關**。

此外，對於「不該用汞齊補牙」，有不少人持反對意見。二〇一六年我在臉書發文建議孕婦要特別小心，不能使用汞齊補牙時，便收到很多抗議留言。甚至有知名牙醫直接對媒體宣稱：「汞齊在口腔內釋放的汞相當微量，是穩定的合金。目前並無文獻證明填補銀粉會對人體造成傷害，或直接引發某種疾病。」牙體復形專科學會和牙醫師公會，也都認為汞齊是安全的充填牙材。

但是，既是「慢性中毒」，對身體的危害本來就是多年後才會顯現，況且汞齊補牙者的口腔內可偵測到微量汞，早已是鐵錚錚的事實，連瑞典、挪威等多國政府，在匯集

35 根據美國勞工部下職業安全與健康署（OSHA）的規定，勞工工作場所的汞蒸氣濃度只要超過 50ppm，就有慢性汞中毒的危險。

研究資料之後，都毅然決定宣布全面或部分禁用汞齊補牙。臺灣雖未明令禁用，不過衛**生署也早於二〇〇八年便提出建議：六歲以下孩童、孕婦、哺乳婦女及免疫不全者，改用樹脂或其他替代材料補牙**。相信這些都足以證實汞齊補牙背後所潛藏的風險，大家實在無須非得以身試法不可。

牙醫師身體裡的汞含量明顯偏高，為什麼？

根據臺灣環保署在二〇〇五年公布的調查結果顯示：在一千零六十六件牙醫師的頭髮樣品數中，測出的汞含量平均值為每公斤二．四毫克，高於美國提出每公斤一毫克的參考值。值得注意的是，**這些主動將頭髮送檢的四十六名牙醫，體內測得的汞含量平均值為每公斤三．九四毫克，是一般人的一．六倍**，其中一名男性牙醫，髮中汞含量甚至高達每公斤一八．九毫克，足足比一般人多出將近七倍。

為什麼牙醫師體內的汞含量會明顯偏高？這一點雖然還沒有研究文獻，但我認為應該與汞齊有關。事實上，確實有研究顯示：操作汞齊的女性牙醫或技術人員，也常有月經紊亂的傾向。在一項測試視覺運動協調度、專心程度、記憶力和情緒控制的實驗中，牙醫師的得分也比對照組來得低。這些很可能都是因為汞沉積在體內後，對健康所造成的影響。

需要補牙時，建議你可以這麼做
——為健康改變選擇，使用稍貴但安心的材料

牙齒需進行補牙治療時，如果不能使用汞齊，這時該怎麼辦呢？答案很簡單，換個不同的填料就好了。目前臨床上所使用的補牙材料，除了汞齊，其實還有複合樹脂和陶瓷等多種牙材可以選擇，價格或許略高一些，但**總好過把五百毫克**[36]、**世界上最毒的汞金屬，塞在離大腦僅五公分的地方**。

36 每顆牙所需的汞齊填料平均為五百毫克，即〇．五克。

樹脂、陶瓷替代材料，價格略高但可保障健康

許多人之所以會選擇以汞齊補牙，有時並非因為價格，而是耐用度的考量，但隨著醫材技術的進步，不少填充材料的耐用度已大幅提升，以目前最常見的複合樹脂和陶瓷為例，在正常使用的狀態下，一般至少都有五～七年以上的使用壽命，消費者實在不必過於擔心。以下是常見補牙材料：複合樹脂與陶瓷的特色比較。

●複合樹脂

以丙烯酸樹脂為基礎，加入玻璃、石英等微粒強化，可克服樹脂聚合過程中的收縮，同時能增加強度，優點是可調製成不同深淺的乳白、黃白色系，填補時，顏色可接近牙齒真實的顏色，達到非常逼真的效果。因此，適合用來修補需要高度美觀和中等強度的前牙，即門齒、側門齒、犬齒（以複合樹脂補牙的優缺點比較，見左頁圖表27）。

圖表 27　複合樹脂的優點與缺點比較

優點	缺點
1. 與牙齒的顏色最接近。 2. 具直接充填的特性，可以在一次就診中完成。 3. 和汞齊相比，磨除的牙體組織少，因為樹脂材料可以與牙體組織粘結，不需要特殊的洞形來支持。	1. 雖然經過改良，強度還是比汞齊弱，長期使用後較易斷裂。 2. 抗磨耗的效果相對較差，填補處容易凹陷並且滋生細菌，造成患部再次蛀牙，所以要十分注意清潔。

圖表 28　陶瓷的優點與缺點比較

優點	缺點
1. 與牙齒的顏色接近。 2. 不易磨損。	1. 較複合樹脂材料易碎。 2. 因為不是直接填補，而是用嵌體方式與牙齒黏合，所以磨除的牙體組織較多。

圖表 29　移除汞齊的必要步驟與設備

步驟	・移除前必須先用口腔電位儀偵測每顆牙汞齊的電流值，按電流大小依序移除。 ・如果患者沒有接受鎮靜麻醉，則以人中為中線，每次只能移除最高電量那半邊口腔的汞齊，且移除時間至少要間隔 48 小時，以免造成體內經絡失衡。 ・口腔內的汞齊帶有正電及負電，一定要從帶負電的汞齊開始移除，否則會產生過多的鈉離子，導致患者臉部肌肉抽搐。
設備	・移除汞齊必須在獨立的空間進行，除了牙醫師、助理及患者本人之外，候診室必須全部淨空。 ・移除前，患者要戴上護目鏡及氧氣罩，同時臉部要塗抹除汞專用的保護乳液，以免汞蒸氣穿透皮膚；口腔則必須完全覆蓋，僅露出將被移除汞齊的牙齒。 ・患者的口腔前方必須放置高速濾淨器，以吸取汞蒸氣。口中還要放置吸唾器抽吸唾液，以免汞齊碎屑及粉末隨唾液吞入體內。 ・室內要安裝負離子生成機，以去除殘留在空氣中的汞。

● **陶瓷**

陶瓷補牙的方式與固定假牙類似，並不是直接填補進去，而是先印模型製作出陶瓷嵌體，再用專屬的黏著劑裝戴到牙齒上。由於陶瓷的結構穩定，且硬度、彈性係數、熱膨脹性質與自然牙齒相近，不會在交界處產生應力，也不會磨損對咬的牙齒，再加上顏色接近真牙，所以價格較樹脂來得高一些。一般用於高強度的後牙（posterior teeth），即小臼齒、大臼齒（以陶瓷補牙的優缺點比較，見第一七九頁圖表28）。

展開「除汞」行動，過程須有整套安全防護

需要補牙者，可以使用其他替代材料，但若是已經用了汞齊補牙，難道只能默默繼續接受汞的慢性毒害嗎？當然不是！有方法可以改善：國際口腔醫學及毒物學院（IAOMT）早已開始推行「除汞運動」，也就是漸次地移除牙齒上的汞齊。因為研究顯示：曾使用汞齊補牙的人，其汞曝露的來源，平均八〇%的汞曝露都來自汞齊，一旦進行移除，之後的數天體內汞濃度雖會上升，但最終在六個月內，血液及尿液中的汞濃

度會下降六〇～八五％，唾液及排泄物中的汞更會減少八〇～九五％。

因此，我個人小時候雖然也曾使用汞齊補牙，不過後來也決定除汞。只是要特別注意的是：想要安全移除口腔內的汞齊，不僅有一定的步驟，同時還得在整套安全防護設備下才可進行（見第一七九頁圖表29），否則對病患及牙醫師的危害更大。所以提醒大家：若想除汞，事先一定要先充分了解就診的醫院或診所，確定移除汞齊的程序和設備符合標準，才能進行。

3-4

生活最常見的不當用藥&治療④【女性更年期治療】

以賀爾蒙補充療法，治療女性更年期症候群

別讓錯誤治療，引發一連串肌瘤、癌症、失智、尿失禁與心血管疾病

【引證單位&研究】美國國家衛生研究院婦女健康促進計畫（Women's Health Initiative, WHI）、The Heart and Estrogen/progestin Replacement Study（ＨＥＲＳ）、美國食品藥品監督管理局、美國國家癌症中心、美國納許維爾范德比大學（Vanderbilt University）

美國國家衛生研究院證實：賀爾蒙療法會增加乳癌風險

你不知道的醫療風險【臨床案例】

現年四十七歲的陳小姐是一位職業婦女，工作、家庭兩頭忙，常讓她一沾枕就可入睡。然而近半年來卻一反常態，不是躺在床上翻來翻去睡不著，就是睡到半夜

胸口發熱、渾身盜汗而醒，個性也變得急躁、不耐煩，常無法控制情緒，對丈夫、兒子大發脾氣。就診後，才知道原來這些現象都是更年期症候群，醫師建議她可用賀爾蒙補充療法來改善。但，這真的是最好的選擇嗎？

賀爾蒙製劑，是由動物胎盤或胸腺萃取而成

女性大約在四十五～五十五歲這段期間，卵巢功能開始衰竭，不再週期性地排卵，月經次數將變得不規則並且逐漸減少，直到最後不再有月經，也就是停經。這個生殖機能逐漸降低到完全停經的過渡期，就是我們所熟知的更年期，此時由於賀爾蒙分泌不足，約八成的婦女會產生一些不適的身心症狀，也就是「更年期症候群」，常見如：熱潮紅、盜汗、心悸、失眠、陰道萎縮乾澀、尿道萎縮、焦慮、煩躁、情緒不穩定等。由於這些症狀有時會嚴重影響女性的生活品質，為了改善症狀，臨床常以「賀爾蒙補充療法」（Hormone Replacement Therapy, HRT）來改善。

所謂賀爾蒙補充療法，包括補充雌激素、黃體素（Prempro TM，或稱孕激素）、雌激素合併黃體素等所有的製劑，以及 Tibolone 等類賀爾蒙。藥物型態則分為口服、經皮及經陰道等方式。值得注意的是，這項療法所補充的賀爾蒙，其實是由牛、羊等動物的胎盤或胸腺萃取而成，由於所補充的賀爾蒙具有模仿身體賀爾蒙的效果，因此使用這種治療方法的女性，更年期症狀可明顯舒緩，甚至還會覺得覺自己變得更年輕有活力，是目前治療更年期症狀最有效的方法。

可惜的是，這項療法實際上對女性健康有很大的風險，其中最全面的證據，來自二〇〇二年美國國家衛生研究院，針對婦女健康促進計畫（WHI）所進行的大型隨機臨床研究，該研究共有兩萬七千多名、年齡在五十～七十九歲的健康女性參與，先後進行雌激素加黃體素的研究，以及雌激素單獨研究兩項實驗，結果發現：合併使用雌激素與黃體素，雖可降低骨折風險〇．六七倍及直腸癌風險〇．六三倍，但乳癌罹患率卻會增加一．二六倍；心血管疾病（心肌梗塞、中風、血栓）發生率，也增加了一．二九倍，顯示**使用賀爾蒙製劑弊多於利**。因此，為了保護這些受試婦女的健康，這項研究不得不被迫中止。

越補越大洞？賀爾蒙補充療法潛藏五大風險

此外，在WHI的初步研究報告中，雖然與服用安慰劑的女性相比，採用賀爾蒙補充療法的婦女，直腸癌風險略微降低，但隨後的試驗分析中，卻沒有證據可表明雌激素單獨或雌激素加黃體素，對直腸癌的腫瘤分期或結直腸癌死亡的風險有任何影響。換句話說，賀爾蒙補充療法與降低直腸癌風險的關係，其實尚缺少足夠的證據驗證；然而對身體的危害，卻有不少問題相繼得到證實，目前確定的風險有：

●尿失禁

賀爾蒙補充療法常用於治療停經後婦女的尿失禁，但事實上，不少研究皆顯示：**賀爾蒙補充療法反而會增加尿失禁的狀況**。首先是在一九九三年～一九九八年，WHI進行了一項針對更年期婦女的多中心、雙盲、隨機的實驗，結果發現：人體若長期使用賀爾蒙補充療法，將提高尿失禁的發生率。

二○○五年時，The Heart and Estrogen/progestin Replacement Study（HERS）亦發表

評估賀爾蒙治療對壓力性及急迫性尿失禁的風險效應，結果也顯示：**以賀爾蒙補充療法治療，四年後會增加每週一二％的急迫性尿失禁發作風險，以及增加每週一六％的壓力性尿失禁的額外風險**[37]。

●子宮肌瘤增生、子宮癌

早在一九七〇年便有研究發現：使用雌激素治療會導致子宮肌瘤生長，甚至會因此壓迫鄰近器官、導致疼痛以及切除子宮。其中有兩項大的型研究還指出：使用雌激素會提高子宮癌的風險。

●癡呆、失智

根據WHI Memory Study的研究顯示：無論是單獨使用雌激素，還是合併使用雌激素與黃體素，都會增加失智的風險。尤其是六十五歲以上絕經後的婦女，如果合併使用雌激素與黃體素，失智的風險將增加一倍。

●心血管疾病（中風、血栓和心臟病發作）

一九九〇年代後期的觀察型研究和隨機對照型研究（包括HERS和WHI）都顯示：口服賀爾蒙療法會增加靜脈血栓風險。而在WHI研究中，無論是單獨使用雌激素，還是合併使用雌激素與黃體素，**女性中風、血栓和心臟病發作的風險都有明顯增加的現象，但這種風險，也會於停止服用藥物後恢復正常。**

此外，一九九七年惠氏藥廠進行使用雌激素預防心臟病的研究也發現：比起吃安慰劑的婦女，服用賀爾蒙的婦女在一年之後，心血管併發症的比例明顯較高。

●乳癌

WHI研究發現，合併使用雌激素與黃體素，會導致乳癌的風險增加，而且這些女性的乳癌在診斷時似乎都較大，更有可能擴散到淋巴結，死亡率也因此更高（服用雌激

---

37 teinauer 2005.

素與黃體素的乳癌患者，死亡率為每萬名婦女每年二．六人，而安慰劑組只有一．三人）。同時研究還發現：無論是單獨使用雌激素，還是合併使用雌激素與黃體素，使用賀爾蒙補充療法的婦女，往往需要進行更多次的乳房攝影（乳房X光）甚至乳腺活檢，才能確定乳房X光片檢測到的異常是否為癌症。這也顯示**使用賀爾蒙補充療法的婦女，較難以乳房攝影早期檢測出乳癌**。

更糟糕的是，根據芝加哥大學一項對於一百四十六萬例乳房X光片的研究[38]專家們發現：**黑人、超重者以及乳腺組織密集（如亞洲婦女）的女性，使用賀爾蒙補充療法的風險較高**。由此也顯示出：相較於歐美女性，亞洲女性進行賀爾蒙補充療法有更高的風險。

面對女性更年期症候群，建議你可以這麼做

——找對營養素：抓青春的尾巴，同時留住健康

雖然賀爾蒙補充療法的確可有效改善女性更年期症狀，也是目前治療更年期症狀

唯一的有效方法，但有鑑於幾種健康併發症皆相當嚴重，為此，美國食品藥品監督管理局不得不要求：凡賀爾蒙療法藥物（包括單獨使用女性賀爾蒙、女性賀爾蒙與黃體素併服），都需於包裝上加註「會增加心臟病、中風、血液凝固與乳癌」等警語，同時**建議婦女不要長時間、大劑量使用。最好是在最短時間內、以最低劑量的賀爾蒙療法來控制更年期症狀**。

善用三大營養素：大豆異黃酮、木質素與黑升麻

身為醫師，我認為賀爾蒙補充療法所承受的風險太大，各位不該輕易涉險，假如更年期症狀很嚴重，除了透過日常作息的調整來改善，臨床還有三種營養素，分別是：

---

38 J Natl Cancer Inst, 2013;105:1365-72.

大豆異黃酮、木質素與黑升麻，已被證實可緩解更年期症狀，建議更年期婦女試試。

●大豆異黃酮

大豆異黃酮（異黃酮素）是一種植物性雌激素，在婦女缺乏賀爾蒙時候，異黃酮素會補充賀爾蒙的不足，進而緩解女性更年期的不適症狀。一項由西班牙多所醫學中心共同進行的研究，針對一百九十位停經後婦女，每日早晚服用一七．五毫克的異黃酮素，持續服用四個月後發現：這些婦女熱潮紅、睡眠障礙、焦慮、憂慮、陰道乾澀、性慾減低和骨骼疼痛等更年期症狀，皆獲得有效改善。

此外，**補充大豆異黃酮，並不會增加一般賀爾蒙補充療法所擔憂的癌症風險**，因為植物性雌激素雖能與人體中的β—雌激素接受器結合，並影響含β—接受器的中樞神經系統、血管、膀胱、骨骼和皮膚，可改善停經後潮熱、心悸、記憶衰退、頻尿、骨質流失及陰道乾燥等問題；相對於此，植物性雌激素卻很少與α—雌激素接受器結合（對β—雌激素接受器親和力為α—的七倍強），所以對乳房和子宮影響較小。

不僅如此，**大豆異黃酮還可降低乳癌死亡率與復發率**。二〇〇九年美國國家癌症中心一項針對一萬八千三百一十二位乳癌患者的研究發現：在治療後約一年開始服用異黃酮或黃豆，可降低九%的乳癌死亡率及一五%的乳癌復發率。

二〇一一年四月，美國田納西州納許維爾范德比大學醫學中心公衛系蘇教授，綜合了三個乳癌研究、共九千五百一十五個乳癌病患，平均追蹤七．四年後也發現：吃最多黃豆食物的患者（每天一杯豆漿或半塊豆腐），比起吃最少黃豆的患者，降低了三五%的乳癌復發率。

此外，**服用大豆異黃酮還可協助身體留住鈣質，對預防骨質疏鬆、增進骨質密度、降低骨折發生率等皆有幫助**。在一九九七～二〇〇〇年之間，Agnusdei、Potter、Adami、Gennari、Alekel、HalPller等人的研究皆證實：異黃酮素可減少骨質流失。且Alekel的研究更發現：以豐富異黃酮素的黃豆持續治療二十四週，脊椎骨密度便增加了五．六%。

同時，流行病學研究也發現：少喝牛奶卻常喝豆漿與吃豆製品的亞洲人，骨折機率比白人少，研究認為可能與大豆富含之異黃酮素有關。此外，在骨密度方面，人工合成異黃酮素素 ipriflavone 已被證明對停經後婦女有益，尤其對小樑骨的骨密度有很好的效果。

●木質素

木質素也是一種植物性雌激素，所以同樣能與人體中的β—雌激素接受器結合，進而緩解女性更年期的不適症狀。此外，根據二〇〇六年《美國臨床營養學雜誌》（*American Journal of Clinical Nutrition*）以及二〇〇九年《英國營養學雜誌》（*British Journal of Nutrition*）的研究發現：木質素對子宮平滑肌瘤的預防，也具有相當的效果。

●黑升麻

黑升麻是一種原產於美洲東北部的多年生野花，其主要活性成分是萜烯糖苷，經雙盲對照研究證實：黑升麻有助於控制熱潮紅、防止陰道壁變薄、改善停經憂鬱的效果。而且即使服用超過建議劑量九十倍，也不會產生副作用，最多只有引起輕度腸胃不適。而試管實驗顯示：黑升麻不會刺激乳癌細胞株，唯一要注意的是：**黑升麻會降低化療藥物 cisplatin 的效果，因此不適合癌症患者服用。**

生活最常見的不當用藥&治療⑤【降血脂藥物】

3-5

因膽固醇過高，服用降血脂藥物

先調整飲食和運動，因降脂藥「傷肝敗腎」風險高，且延命效果不顯著

【引證單位&研究】國健署、考科藍系統評價機構薈萃分析、《世界心臟病學期刊》、聖弗朗西斯心臟研究、《內分泌與新陳代謝疾病期刊》、《臨床藥理學專家評論》、《英國醫學期刊》、《美國醫學會雜誌》

全球最常用的降血脂藥物，潛藏致命副作用

你不知道的醫療風險【臨床案例】

三十歲的陳小姐，工作壓力不小，下班後總要以美食來犒賞自己。可是最近一次健康檢查後，醫生竟指著體檢報告上偏高的「膽固醇、三酸甘油酯」，表示陳小

姐膽固醇過高，如果不吃藥控制，未來可能會動脈硬化，並產生併發症。

六十五歲的王伯伯是個肉食主義者，特別愛吃肥滋滋的五花肉，最近參加鄉公所為老年人舉辦的健康檢查，結果報告顯示血脂過高。由於王伯伯本身患有冠狀動脈心臟病（簡稱冠心病），因此，醫師叮囑必須長期吃藥治療預防發作。

他汀類藥物風險過高，臨床使用標準應嚴格重訂

現代人外食機率高，加上為了滿足口腹之欲，飲食越來越精緻，連帶也形成不少現代文明病，「高血脂」正是其中之一。根據國健署《二〇一三～二〇一五年國民營養健康狀況變遷調查》，**十八歲以上的臺灣人，高血脂盛行率為二〇．八七%，平均每五個人就有一人有高血脂問題**，由此可見高血脂問題對國人健康的威脅性。

所謂的血脂（臺語叫做血油），簡單來講就是血液中的脂肪。在一般的健康檢查中，「血脂肪」的檢查項目包含：總膽固醇、高密度膽固醇（HDL-C）、低密度膽固醇

（LDL-C）以及三酸甘油脂（TG），所以又常被稱為「血膽固醇」。由於過去有很多研究證實：**血脂過高是誘發心血管疾病（動脈粥樣硬化、心臟病，腦中風等）的主要因素之一**，而心血管疾病在歷年臺灣人十大死因中，又幾乎年年高居排行榜二、三名，致命性僅次於癌症。因此，在檢查時一旦發現血脂超標（膽固醇過高），許多民眾常希望醫師能給予降血脂藥物，幫助血脂（膽固醇）盡速恢復正常，以降低心血管疾病的風險。這樣積極的討藥治療是否正確呢？

事實上，**降血脂的藥物可能沒你想得那麼有效**，而且甚至還可能延伸出其他致命的問題。以目前全球最廣泛使用的降膽固醇藥物——他汀類藥物為例，其效果就令人存疑。像是二〇一五年《世界心臟病學期刊》[39]研究便提到：根據膽固醇假說的推論，按理老年患者（PROSPER）、心力衰竭患者（CORONA, GISSI-HF）和腎衰竭患者（4D,

---

39 Robert DuBroff , "Cholesterol confusion and statin controversy, "World J Cardiol ,2015 Jul 26; 7(7): 404–409.

AURORA, SHARP）等心血管疾病的高風險患者，若同時伴有高血脂問題，那麼在服藥降低膽固醇後，死亡率應該能因此下降，但實際上並未如此。

國際知名的考科藍系統評價機構進行的薈萃分析[40]也發現：周邊動脈疾病患者以及急性冠狀動脈綜合症（Acute Coronary Syndrome, ACS）患者，即使服用他汀類藥物降低膽固醇，但死亡率也沒有因此降低。聖弗朗西斯心臟研究（St. Francis Heart Study）也發現：冠狀動脈鈣評分（CAC）[41]很高的無症狀者，在隨機進行他汀類藥物治療後，死亡率也沒有因此降低。此外，糖尿病被認為是冠心病風險等價物，但在評估他汀類藥物於糖尿病中作用的三項隨機對照試驗中，也均未能顯示此藥物治療有助降低總死亡率。

透過這一大堆艱深的研究與數據，我們可以發現：諸如老年人、糖尿病患者、心力衰竭患者、腎衰竭患者等心血管疾病的高風險群，都無法因為他汀類藥物而降低膽固醇或變得更健康（畢竟整體死亡率並沒有因此下降），可見其真實作用值得商榷。

不僅如此，降血脂藥物還可能引發其他致命的風險。二〇一三年《內分泌與新陳代謝疾病期刊》[42]研究顯示：**他汀類藥物不僅缺乏心血管保護的證據，還會增加年輕患者罹患糖尿病和白內障，以及老年患者罹患癌症和神經變性疾病的機率，甚至可能增加冠**

狀動脈和主動脈鈣化的風險。

二〇一五年《臨床藥理學專家評論》的一份研究報告[43]也指出：統計學障眼法使他汀類藥物看起來安全有效，但實際上，他汀類藥物會顯著增加糖尿病、白內障、肌肉骨骼疾病（如橫紋肌溶解症）、癌症等病症的風險。換句話說，服用他汀類藥物降血脂，反而可能引病上身、使健康惡化。有鑑於他汀類藥物可能造成多方面的巨大健康風險，

---

40 薈萃分析係指蒐集醫學文獻中所有與某題目相關的隨機對照實驗（Randomized, placebo-controlled trial, RCT）的研究報告，按照該組織製定的評審標準，剔出那些不符合標準的文獻，根據對標準符合的程度把文獻分為不同等級，再將它們組合在一起進行綜合評價。

41 冠狀動脈鈣評分是心血管風險的最佳預測指標之一，冠狀動脈鈣評分越高，心血管風險也越高。

42 S. Sultan and N. Hynes, "The Ugly Side of Statins. Systemic Appraisal of the Contemporary Un-Known Unknowns," Open Journal of Endocrine and Metabolic Diseases, Vol. 3 No. 3, 2013, pp. 179-185. doi: 10.4236/ojemd.2013.33025.

43 Expert Rev Clin Pharmacol. 2015 Mar;8(2):201-10. doi: 10.1586/17512433.2015.1012494.

學界也一再呼籲：應對其臨床使用標準進行嚴格的重新評估。

降血脂藥物對肝腎損害極大，用藥期間須需定期做肝腎功能檢查

很多人可能會覺得納悶：「既然他汀類藥物風險這麼大，為何不乾脆禁用呢？」其實這就是我們先前提到的，**幾乎所有的藥物，在所具有的療效之外，同時也有大大小小無法避免的副作用**。醫師往往必須權衡利弊得失，在兩權相害取其輕的情況下用藥。換句話說，降血脂藥物並非完全不能用，而是必須更加謹慎地使用。

問題是，在整個醫療系統最頂端的意見領袖，也就是各大教學醫院、大學裡的主任、教授，不僅會在藥品廣告橫飛的學術期刊中發表文章，同時也常主持藥廠贊助的研究，並在受贊助的研討會中教育同儕及學生，其中甚至有不少人一邊在聲名顯赫的醫學機構任職，一邊擔任藥廠的顧問或是受薪的講師，更因為他們**一再的把標準放得更低，相對也使更多人變成高血脂病患**。

話雖如此，我們也無須矯枉過正，假如已經發生了心肌梗塞還不控制膽固醇，那

就真的應了一句俗諺：「壽星公上吊，嫌命長。」只是**一般血脂超標的人，我認為千萬不可輕率用藥，在用藥之前，應先透過運動、飲食調節等方式改善。且由於這些藥類對肝腎損害極大，所以萬一非得用藥，建議需定期進行肝腎功能檢查。**

江醫師的常識補充站

服用太多降膽固醇藥，反而會引發失智症？

很多血脂（膽固醇）過高的老人家，為了預防心肌梗塞，往往會依賴降血脂（膽固醇）藥物來控制血脂，殊不知降血脂（膽固醇）藥物不僅缺乏心血管保護的證據，反而會增加冠狀動脈和主動脈動脈鈣化的風險，而且吃多了，還得小心失智症上身！根據美國食品藥品監督管理局資料顯示，一般降血脂（膽固醇）最常使用的他汀類藥物，他汀類藥物可能引起失憶症、記憶混亂等認知障礙，使患者出現非嚴重、可逆性的記憶損傷；此外，他汀藥物還可能導致血糖上升、增加糖化血紅蛋白濃度，因此早在二〇一四年，美國食品藥物管理局就明令修改他汀藥物仿單（即使用說明書），將失憶症、記憶混亂、血糖上升、糖化血紅蛋白濃度上升等藥物相關副作用加入仿單當中。

面對血脂（膽固醇）過高，建議你可以這麼做

——超標的關鍵數值是「低密度膽固醇」或「三酸甘油脂」

假如發現自己的血脂超標（膽固醇過高），在設法要降血脂之前，提醒大家再仔細檢查一下數據，因為血脂肪的檢查項目包含「總膽固醇」、「高密度膽固醇」、「低密度膽固醇」以及「三酸甘油脂」，假如是總膽固醇超標，那其實不用太擔心，我個人的總膽固醇指數就常遠高於200mg/dl，原因是我天天吃魚和魚油，所以造成高密度膽固醇指數較高的關係。

現今多項研究也證實：**總膽固醇本身並不會增加心血管疾病的風險**。所以，二〇一七年心臟醫學會就已經把總膽固醇在必須治療的目標中拿掉了。換句話說，血脂檢查有紅字（指數異常），還得確定紅字的項目，如果是**低密度膽固醇或三酸甘油脂超標，才需要特別注意**。

【利器1】魚油：衛福部已核准「高濃度魚油」為臨床血脂用藥

一旦確定是**低密度膽固醇或三酸甘油脂超標，此時除了透過運動、飲食調節等方式改善，建議還可補充魚油**，因為魚油的主要成分是含有二十碳五烯酸（EPA）和二十二碳六烯酸（DHA）的多元不飽和脂肪酸（Poly Unsaturated Fatty Acids, PUFA），能降低三酸甘油脂與低密度膽固醇，減少心血管疾病的發生率。

早於二〇〇一年，英國心臟醫學會發行的《英國醫學期刊》即研究發現：服用二十公克的魚油，可降低三酸甘油脂七九％；使用三．四公克，可降低四五％，同時還會增加好的膽固醇（HDL），進而降低心血管疾病發生。日本也曾進行一場為期四．五年、共計一萬九千人的研究：發現無論是否有心臟病，增加魚油攝取可降低一九％的狹心症的發作風險。Bucher 博士也在二〇〇二年於《美國醫學會雜誌》（*JAMA: The Journal of the American Medical Association*）發表隨機對照研究，結果也證實：**魚油可以降低總死亡率、心臟病死亡率、心臟病引起之猝死。**

事實上，**高濃度的魚油，本來就被心臟血管科醫師視為改善三酸甘油脂的藥物之**

圖表 30　魚油用法&用量建議

用法及用量	服用禁忌
魚油是脂溶性的營養素，飯後服用效果較佳。每日攝取劑量則依個人需求建議如下： ・一般人日常保健：每天 300～500 mg 的 DHA＋EPA。 ・心臟病患者日常保健：每天 1 公克 DHA＋EPA。 ・三酸甘油脂（TG）> 1000 mg/dl 的降脂處方：每天 5 公克 DHA＋EPA。	即將開刀、有血友病、凝血功能障礙者，服用前應先與醫師討論。

一，**目前衛福部最新核准的高濃度魚油含有EPA／DHA濃度八〇%以上。**根據臺大、北榮、中榮、成大等四家醫學中心臨床試驗顯示：每天服用高濃度魚油，可降低三酸甘油脂近三成。因此若是血脂問題非得用藥，不妨與醫師商討，以高濃度魚油為優先考量。

此外，由於EPA／DHA有助身體製造理想的細胞膜，是人體無法自行製造且食物來源較少的一種必須脂肪酸，目前已經過人體對照雙盲研究證實的功效，除了降血脂與降低心血管疾病發生外，對大腦功能、免疫系統也有顯著效益，保健效果極為廣泛。因此，我認為無論男女老少，每個人都該適量補充，尤其是心臟病患者和血脂過高的人，補充劑量應該更高。

在自行購買魚油時，除了注意廠商是否有附檢驗無重金屬殘留、無抗生素和塑化劑報告，同時還應注意

ω—3 多元不飽合脂肪酸的含量，以及EPA、DHA的比例。

目前市售魚油的含量從三〇～六〇%不等，比例越高，則表示吞下一顆魚油所能攝取的EPA及DHA就越多。且一般成人用的魚油，EPA及DHA的比例應接近一：三；但兩歲以下的孩童，由於體內代謝EPA的機制尚未成熟，所以EPA及DHA的比例應接近一：六，這一點需特別注意。

【利器2】甘蔗原素：古巴國家科學研究發展中心研發的專利成分

甘蔗原素（POLICOSANOL）是由古巴的國家科學研究發展中心，從甘蔗的葉子和表皮中萃取出八種成分，經過已申請專利的比例配方混合而成，其對於高脂血症患者的主要作用，在於經由抑制 HMG-CoA 還原酶，而達到降低膽固醇合成的效果。

研究顯示：甘蔗原素能在八星期內降低總膽固醇達一八%、降低低密度脂蛋白膽固醇（LDL，或稱壞膽固醇）達二八%、增加高密度脂蛋白膽固醇（HDL，或稱好膽固醇）達二九%，降低LDL／HDL（壞膽固醇和好膽固醇的比例）達三七%，而且沒有藥物（如他汀類等降膽固醇藥）的副作用。

【利器3】紅麴：FDA證實可降低壞膽固醇、增加好膽固醇

假如各位是素食者，想改善或預防血脂問題，我建議可以使用紅麴。近幾年國內外研究已陸續證實：紅麴具有降低膽固醇、預防動脈硬化等效果。紅麴是由紅麴菌和糯米發酵而成的，發酵過程會釋放出一種Monakolin K成分，對體內膽固醇合成之關鍵HMG CoA還原酵素具有抑制的作用，不僅可以調節體內膽固醇，同時還可降低會造成血管硬化及阻塞的低密度膽固醇，並提升扮演血管清道夫角色的高密度膽固醇。

美國食品藥品監督管理局（FDA）已於一九九八年五月證實：**紅麴可以有效降低血中總膽固醇及低密度膽固醇、三酸甘油脂，並提升高密度脂蛋白膽固醇，以減少腦心血管疾病**。一九九九年美國加州洛杉磯分校，曾針對患有高血脂的一千多名高血脂患者進行研究，受試者連續八週服用〇・八～二・四克的紅麴清醇膠囊，結果總膽固醇平

圖表 31　甘蔗原素用法&用量建議

用法及用量	服用禁忌
建議於晚餐後再服用，每天5～10mg即可達到效果。	懷孕的婦女不建議服用甘蔗原素，因為膽固醇以及其相關的新陳代謝對胎兒的成長仍有必要。 此外，12 歲以下的兒童也不建議服用甘蔗原素，因為甘蔗原素對兒童的療效尚未確定。甘蔗原素具有抗凝血作用，因此與抗凝血劑、阿斯匹靈及非類固醇類消炎止痛藥一起服用時應小心。同時，若正在服用其它降膽固醇的藥物，服用前也應先請教醫師。

圖表 32　紅麴用法&用量建議

用法及用量	服用禁忌
一天劑量以15毫克為限。	勿與葡萄柚、酒一起服用；肝、腎不好及孕婦、哺乳、兒童和曾器官移植者不宜。因紅麴素會延長凝血時間，所以使用抗凝血劑（Warfarin）、降膽固醇藥或抗排斥藥物的患者，服用前應先與醫師討論。

均下降26～68mg/dl，下降率達一一～三三%。

可作為溫補用的紅麴，食用時倒沒有特殊的體質限制。不過由於紅麴發酵過程中可能伴隨產生菌毒素「麴霉素」(Citrinin)，會危害肝、腎，因此肝、腎功能不好，以及孕婦、哺乳、兒童（值發育期），和曾經做過器官移植者要避免食用。

另外，紅麴的化學結構跟他汀類藥物很像，若已在服用降血脂藥物又吃紅麴保健品，等於雙倍降血脂的效果，所以兩者不能

合併著吃。臨床就曾有一名阿嬤因為膽固醇過高，長期服用降血脂藥物，後又聽人推薦紅麴保健品可以降血脂，因此購買服用，結果竟產生「橫紋肌溶解症合併急性腎衰竭」而差點喪命，要特別注意。

3-6

生活最常見的不當用藥&治療⑥【卵巢摘除手術】

進行子宮手術時，為預防卵巢癌順便切除卵巢

最錯誤的預防醫療：因未來的擔憂切除身體健康的器官

【引證單位&研究】美國加州大學洛杉磯分校醫學院（University of California at Los Angeles School of Medicine）、《美國婦產科醫學會期刊》（*Obstetrics and Gynecology*）、聯合國環境署（UNEP）、世界衛生組織、《美國國家科學院學報》（*Proceedings of the National Academy of Sciences*）、《美國臨床營養學雜誌》

無故摘除健康的卵巢，反而會造成女性提早死亡

你不知道的醫療風險【臨床案例】

好友的太太已年近五十歲，由於子宮長了不少肌瘤和腺瘤，因此雖然已進入更

年期，但每次月經來時仍痛到受不了，於是在醫師的建議下，決定手術摘除子宮。此時醫師還建議她，不妨在手術時順便拿掉卵巢，反正未來已不再有生育需要，而且自更年期的階段開始，卵巢功能已逐漸衰退，不久後終將失去功能，留著反而得擔心卵巢癌上身。

這項建議讓夫妻倆聽了相當動心，只是不免多少有些猶豫，畢竟器官一旦摘除，就「回不去了」，為此特別來電詢問：「我到底該不該為了預防卵巢癌，而順便摘除卵巢呢？」

停經後，卵巢仍會分泌保護心臟、強健骨骼的賀爾蒙

臺灣有很多女性，雖然卵巢沒有任何問題，但因為已沒有生育需要或已停經，同時又因疾病而需進行子宮手術，所以就在醫師的建議下，於子宮手術時「順便」摘除卵巢，目的是為了預防卵巢癌。其實這種狀況並不只發生在臺灣，根據《美國婦產科醫學

會期刊》刊登的研究，每年將近六十萬名需進行子宮切除術的女性中，至少有半數會同時切除卵巢，特別是四十五歲以上的患者，這幾乎已成為「標準醫療程序」。

因為手術的支持者大多認為：這麼做可以消除未來可能罹患卵巢癌的危險性，即使這些患者的卵巢並沒有問題，而且也沒有卵巢癌的家族史，但事前預防總好過追悔莫及。只是這麼做，真的就能防患於未然嗎？事實上剛好相反，**無故摘除健康的卵巢，反而會使女性陷入更高的死亡風險之中**。

加州大學洛杉磯分校醫學院的臨床教授威廉・帕克（William Parker）醫生，在回顧了二十年來針對摘除卵巢發表的研究後發現：摘除卵巢的女性更容易死於冠狀動脈心臟病，而且髖關節骨折的風險也提高，因為**卵巢即使在停經後，其實還是能夠分泌保護心臟、強健骨骼的賀爾蒙**。這項研究也發現：摘除卵巢反而會造成女性早夭，假如年齡為五十歲的女性，摘除與不摘除卵巢的女性各有一萬個人，三十年後，摘除卵巢組的死亡人數會比不摘除卵巢組的死亡人數多出八百五十八人，可是死於卵巢癌的人數，只比不摘除卵巢組少四十七人，這足以顯示**女性在摘除卵巢後所需承受的健康風險，其實遠高於保留卵巢**。

想預防卵巢癌，建議你可以這麼做
——避開環境賀爾蒙，善用營養補充品強化防禦力

人體內並沒有無用的器官，因此除非不得已（例如惡性腫瘤），否則實在不該無故切除。以好友太太的情況為例，我認為若是可以，甚至應該盡量保留子宮，當然健康的卵巢，就更不該無故摘除——即使是有卵巢癌家族史的女性也一樣。就像因噎廢食，根本是本末倒置。不過，必須進行子宮手術的女性，既然有生殖系統疾病，的確是卵巢癌等生殖系統癌症的高風險群，因此，對於生殖系統癌症的防治，應該更加小心，此時我建議應從「環境避險」與「防癌調理」兩方向著手。

【環境避險】遠離環境賀爾蒙，不喝脫脂奶

賀爾蒙是引發生殖系統疾病的主要因素之一，所以本身已有生殖系統疾病的女性，應該更小心不必要的賀爾蒙刺激。此時，除了注意生活作息，避免體內的賀爾蒙失衡，

同時更要遠離「環境賀爾蒙」，以避免其擾亂真正賀爾蒙的運作與平衡。

環境賀爾蒙又稱為「內分泌干擾素」（endocrine disrupter substance, EDS），它會模擬人體內的天然賀爾蒙，欺騙細胞受體，進而影響體內賀爾蒙的運作，引發人體嚴重的錯誤反應，對人體的影響極為深遠，對生命體與其後代都會產生不利的健康影響。**環境賀爾蒙除了可能導致內分泌系統失調、生殖系統受損、不孕症、胎兒發展不全、兒童發育遲緩、皮膚病變。**聯合國環境署（UNEP）和世界衛生組織提出的報告甚至指出：**環境賀爾蒙與各式和賀爾蒙有關的癌症，如乳癌、卵巢癌、前列腺癌、睪丸癌、甲狀腺癌等，有密切的關係。**因此，本身已有生殖系統疾病的女性，應該更小心環境賀爾蒙的危害。

由於環境賀爾蒙並非某種特定的化學物質，而是只要可能影響內分泌系統作用的化學物質皆包含在內，所以種類非常多，目前已知就有多達七十種化學物質被列入其中，主要項目包括：農藥殺蟲劑（如DTT）、工業產品（如多氯聯苯PCB）、塑化劑（如鄰二甲苯類）、金屬汙染物（如甲基汞、鉛）、其他化學副產物（如戴奥辛）等。這些成分不僅常見於殺蟲劑、電子產品、化妝保養品等合成產品中，有些甚至早已進入環境裡，是生活中難以全面避免的汙染物，而且隨著學者對化學合成物的日益了解，未來會確認為環境賀爾蒙的化學物質還可能繼續增加。這樣看來，環境賀爾蒙似乎無所不在、防不勝防。大家先別緊張，其實只要注意飲食，就能遠離大部分的環境賀爾蒙。

基本上，**飲食中的環境賀爾蒙，主要經由兩種途徑進入人體：「食物」與「容器」**。首先在食物方面，**戴奧辛容易累積在脂肪、乳製品中，而甲基汞則常累積在大型魚類體內**；至於容器，其實就是指塑膠材質的食物容器，因為只要是曾與塑膠接觸過的食物，無論生食、熟食，冷食、熱食，都可能遭受塑化劑或雙酚A的汙染，所以**最好避免使用塑膠餐具或免洗餐具，同時盡量少喝塑膠瓶裝水或飲料，不用保鮮膜烹調或保存的食物**，就能大幅減少塑化劑或雙酚A的曝露。

此外，許多女性有喝脫脂牛奶的習慣，這裡要特別提醒，假如要喝牛奶，還是不要喝脫脂的比較好，**因為牛奶脫脂後，會去掉抑制癌症的共軛亞麻油酸與維生素D，獨留下會致癌的類胰島素生長因子**。研究發現，不只女性喝多了易引發卵巢癌，男性罹患攝護腺癌的機率也會提高，應盡量避免。

★更多遠離環境賀爾蒙的內容，請見拙作《食在安心》

【防癌調理】補充維他命D、番茄紅素與異黃酮素，預防癌症

其次要做的是調理，近年來已有許多癌症的人體對照雙盲研究指出：適當補充一些營養補充品，不僅能幫助我們遠離癌症魔掌，甚至有助於癌症患者對抗癌症。在卵巢、子宮與乳房癌變的防治上，我推薦可適度補充以下三種營養素。

●維他命D

維他命D近年來被各界譽為「超級營養素」，已有多項人體對照雙盲研究證實，維他命D可以促進細胞凋亡，防止癌細胞的增生與擴散，在癌症預防上扮演著關鍵性的角色。《美國國家科學院學報》研究發現：**居住地距離赤道的遠近，不僅會影響人體內維生素D的含量，同時也會影響癌症的存活率**。例如：澳大利亞等國的結腸癌、肺癌、乳癌和前列腺癌病人存活率，便比北歐國家的病人高出二〇～五〇%。美國馬里蘭州貝塞斯達國家癌症研究所，針對一九八四～一九九五年間，美國二十四州的乳癌、卵巢癌、大腸癌、前列腺癌及皮膚癌病人所做的回顧性研究，也顯示出：在陽光充沛的地

區，雖然的確有較多人死於皮膚癌，但死於其他種類癌症的病人卻相對較少，特別是大腸癌及乳癌。

此外，二〇〇七年《美國臨床營養學雜誌》研究也指出：**定期服用維生素D3＋鈣的婦女，癌症的發病率較一般減低了六〇%**。另有研究報告顯示，維他命D的濃度與乳癌的罹患率呈反比，而且明顯可見劑量多寡的關係，**也就是體內的維他命D濃度越高，乳癌的發生率越低**。

值得注意的是，一般人以為只要晒太陽就能獲取維他命D，但事實上，全球各地研究皆顯示：不少人有維他命D不足的問題，因此建議需透過「營養補充品」來補充；此外，假如想透過日晒來獲取維他命D，**建議最好晒「中午的太陽」，因為中午的紫外線UVA和UVB的比例最好，能使人體獲得最多的維他命D，但又最不容易導致皮膚癌；大約晒十分鐘就能獲得一天所需的維他命D，但記得別塗抹防晒，否則會影響維他命D生成。**

※維生素D建議用法&用量
成人每日2000IU—4000IU。

江醫師的常識補充站

過度防晒，對黃種人來說，竟會導致骨質疏鬆症？

想要擁有強健的骨骼，除了注重鈣質的攝取，足夠的維生素D也是不可或缺的營養素，然而很多人都知道，人體只要有足夠的日晒，就能自然合成維生素D，因此對於身處熱帶與亞熱帶之間的臺灣人來說，提到預防骨質疏鬆，往往只會想到補充鈣質，但事實上維生素D的補充一樣不可忽略。

日晒合成維生素D的能力與「膚色」有關，膚色越淺，合成能力越強，所以黃種人透過日晒合成維生素D的能力，本來就比白種人弱。根據衛生署國民營養健康資料顯示，有高達九八%的人血液中維生素D濃度不足（標準是33μg/mL），尤以十九～四十四歲年齡層者濃度最低，甚至連陽光充足的南臺灣，居民也都普遍出現維生素D不足的現象。

因此我認為除了透過適度補充營養品，還得注意「不要過度防晒」，否則不僅容易導致骨質疏鬆，還可能衍生不孕、肥胖、心血管疾病等健康問題，可就得不償失了。

●番茄紅素

茄紅素（Lycopene）又稱作番茄紅素，具有極佳的抗氧化能力，可增強人體免疫力，消除造成人體疾病和老化的元凶「自由基」，防止因自由基作用所造成的組織病變與癌化，並可抑制癌細胞的增生與擴散。美國研究發現，**吃高量番茄紅素的食物（一週吃七次與一週吃兩次相比），可以降低五〇％的癌症（包括胃癌、大腸直腸癌、胰臟癌、肺癌、卵巢癌）發生率。**

另一項由美國數個大學與醫學中心的共同研究發現：每日口服30mg番茄紅素（實驗組）三週，可使血漿中攝護腺特殊抗原（PSA）濃度下降一八％；未食用番茄紅素者（控制組）則增加一四％，且控制組有八成病人，手術切緣受到癌細胞侵犯，但是實驗組僅有二成病人，由此顯示補充番茄紅素似乎能抑制攝護腺癌細胞的生長。義大利男性罹患攝護腺癌的比例為全球最低，推估也與義大利料理中廣泛使用番茄有關。

由於茄紅素廣泛存在於番茄、紅辣椒、西瓜、芭樂、木瓜、杏仁、

> ※番茄建議用法&用量：
>
> 成人每日25～30毫克（或2～3個大番茄、一瓶市售250毫升的番茄汁即可）。

茄子、紅肉葡萄柚、櫻桃、李子、甜椒等紅橙色蔬果與其製品中。因此只要多吃這類食物，其實就能補充茄紅素。值得注意的是，**茄紅素屬於脂溶性的物質**，而且穩定性相當好，不僅不像維他命C等營養素會因為烹調而流失，反而因烹煮破壞番茄的細胞壁和組織，可釋放更多的茄紅素，因此**義大利料理常用的番茄糊**，**茄紅素濃度最高**，其次是罐裝義大利麵醬，番茄醬排第三，番茄汁第四，濃縮番茄湯第五，生番茄反而敬陪末座。唯一要注意的是，加工處理的番茄製品，多半鹽分及熱量都偏高，選購時要特別留意。

●異黃酮素

異黃酮素就是俗稱的大豆異黃酮，為一種植物性雌激素，通常用於女性更年期的症狀改善，但其實它還可降低癌症發生，尤其是乳房與子宮相關的癌病變。此外，坊間常流傳「乳癌患者攝取大豆異黃酮，容易導致乳癌復發」的說法，事實上，許多醫學研究已證實恰恰相反。

前文也提過，二〇一一年四月美國納許維爾范德比大學醫學中心公衛

> ※異黃酮素建議用法&用量
> 成人每日50～200mg。

系蘇教授曾發表研究結果，在綜合了三個乳癌研究、共九千五百一十五個乳癌病患，平均追蹤七·四年後發現：**吃最多黃豆食物的患者（每天一杯豆漿或半塊豆腐），比起吃最少黃豆的患者，降低了三五%的乳癌復發率。**

江醫師的常識補充站

番茄紅素、維生素C等抗氧化劑，是癌細胞最喜歡的「糖果」？

提到番茄紅素、維生素C等抗氧化劑，很多人都認為它具有「保護DNA免受自由基（Reactive Oxygen Species，以下簡稱ROS）等氧化物質傷害，進而預防癌症等疾病」的保健效果[1]，但對於癌症患者來說，抗氧化劑卻可能是癌細胞最喜歡的「糖果」！

根據David Tuveson和Navdeep S. Chandel兩位教授發表在《新英格蘭醫學期刊》上的研究[2]顯示，與癌細胞增生有關的ROS是發生在粒線體，而攝食的「抗氧化劑」一般作用於細胞質內，並不在粒線體發揮作用；此外，一般癌症治療，其實是透過大幅提高ROS的方式來殺死癌細胞（因此癌症治療在殺死癌細胞的同時，也會殺死正常細胞，損害正常的組織和器官），因此服用抗氧化藥物，或食用富含抗氧化劑的食物，不但可能對癌症治療沒有好處，反而會助長癌細胞的氣焰。

不僅如此，近年還有許多研究發現，抗氧化劑未必能保障健康，一項心臟預後評估試驗[3]發現，每天服用400IU劑量的天然維生素，不會比安慰劑減少心臟病發作、中風或死於心臟病的人數。二〇一八年，多倫多大學在《美國心臟學院期刊》上發表的薈萃分析[4]，綜合二〇一二年後一千四百九十六篇的保健品研究，發現服用綜合抗氧化劑營養補充品（不包含硒）反而會增加總死亡率。

那麼，難道我們不該「抗氧化」嗎？其實，過量的ROS會引發細胞毒性，可ROS對身體來說卻是不可少的，所以一如本書的主題「過度醫療」般，適度的保健補充雖然對健康有益，但過度就反而有害了。

---

1 Annals of Internal Medicine, 2014.03。

2 The Promise and Perils of Antioxidants for Cancer Patients. DOI: 10.1056/NEJMcibr1405701.

3 Yusuf S, N Engl J Med. 2000.

4 J Am Coll Cardiol. 2018 Jun 5;71(22):2570-2584.

由此可證，乳癌患者不但不會因為吃大豆或大豆異黃酮而增加復發機會，甚至還有降低復發的效果。至於補充方法，雖說吃黃豆製品便可補充異黃酮素，但由於**黃豆的熱量太高，要吃到足夠的量很容易造成肥胖，因此我建議最好還是配合異黃酮素的營養補充品**。

3-7

生活最常見的不當用藥&治療⑦【心導管及支架手術】

為預防心肌梗塞，貿然進行心導管及支架手術

急救措施無法先做備用！「控制三高」與「體外反搏治療」是更佳方案

【引證單位&研究】美國心臟學會（AHA）、歐洲心臟學會（ESC）、《美國醫學會雜誌》（JAMA）、《新英格蘭醫學期刊》、《刺胳針雜誌》、《Circulation》

JAMA：預防性安裝心導管和支架，無法延長患者壽命

你不知道的醫療風險【臨床案例】

過去我有位六十歲的男性病患，我總開玩笑地叫他「賽登輝」，因為他除了尿毒症，心臟問題也相當嚴重，三年間就因心臟病而做了七次冠狀動脈介入治療，心

臟裡總共裝了六個支架，原以為裝支架至少可以維持生活品質，沒想到反而每況愈下，日常不僅只敢做最基本的活動，腎功能也更加岌岌可危，每次見面，他總會向我感嘆，覺得自己「不如歸去」……。

近三、四十年來，在癌症死亡人數連年居冠，而一般心臟病只要好好控制，就可以將病患的症狀降低到輕度以下，讓病情不致惡化，同時再加上近年來冠狀動脈介入治療（如心導管、心支架）的蓬勃發展，因此，讓許多人反而輕忽了心臟病的危險性。很多患者以為只要平時帶著硝化甘油，胸悶了就去做導管、支架，就可以解決心臟病，但……真的是這樣嗎？

預防性地安裝心導管和支架，無法預防心肌梗塞或減少死亡率

事實上，根據世界衛生組織資料顯示：心血管疾病在過去十五年中，一直是全

球第一號殺手，每年造成超過一千七百萬人死亡，而這個數據占全球死亡總人數的三一%，其中有七百四十萬人死於心臟病，這些數字不但一直在逐年增加，而且罹病年齡還趨向年輕化。

值得注意的是，在過去十年，許多國家（如美國）心肌梗塞的發生率已逐年降低，但臺灣心臟病的發生率與死亡率卻仍逐年攀升，如唱紅〈燒肉粽〉的老牌歌手郭金發、電影《海角七號》的國寶「茂伯」林宗仁，都是因為心臟病發作猝死，近十年來因心臟疾病死亡者，已從每十萬人有五六．七人的比例增加到八七．六人，成長五四．五%；遠比因癌症死亡由一七五．九人增加到二〇三．九人，成長一五．九%的死亡人數成長率還多。

若把焦點轉移到六十五歲以上高齡人口死亡率的十年變動情況，心臟疾病死亡率較二〇〇七年增加一六．三%，癌症死亡率則較二〇〇七年下降一一．六%。問題是，臺灣的心臟病治療技術並不亞於他國，而「心導管氣球擴張術」和「支架放置術」的發展更堪稱爐火純青，極高的成功率甚至讓醫師因此受邀赴美進行示範受術，但為什麼心臟病的發生率與死亡率仍然無法降低？

答案很簡單，因為這些心臟手術並無法「治癒」心臟，所以進行這些手術，無助於挽救患者的生命或預防心臟病發作。

目前心臟病治療方法，包括：調整生活型態、藥物治療，以及搶救心肌梗塞的冠狀動脈繞道手術、心導管氣球擴張術和支架放置術等，而當中的心導管氣球擴張術和支架放置術，又可統稱為「經皮冠狀動脈介入治療」（percutaneous coronary intervention, PCI），手術時，只要從患者腿部腹股溝或手上的動脈穿入導管，接著沿主動脈到冠狀動脈，並伸入其阻塞部分慢慢貫穿，最後再透過氣球或支架撐開血管，使血管的內徑變大、增加血流量，以達到治療的目的。

由於亞洲人對開胸手術的接受度低，因此相較於必須開胸進行的冠狀動脈繞道手術，這種不用開刀的介入性治療，近年來發展相當迅速。不能否認，**心導管氣球擴張術和支架放置術，的確可以在心臟病發作的急性期，有效的延長患者的壽命**，也正因如此，所以這項技術經常被過度濫用，例如：美國每年平均會做五十萬次的心導管，希爾頓角醫學中心的醫生，便曾經控告另外一位醫生執行了數以百計不必要的心導管手術，而遭控告的醫師因此迅速潛逃出國。

臺灣的情況更嚴重，健保再加上病人自費，每年大概就得花掉三百多億元，但事實上，真正需要的人並沒有那麼多，因為緊急導管和支架雖然可在急性心肌梗塞時拯救病人的生命，但《美國醫學會雜誌》[44]及知名的COURAGE研究[45]等皆早已證實：**對一般胸痛（也就是患有「穩定性心絞痛」[46]心臟病）的病人來說，進行這項手術並無法挽救他們的生命，或是預防心肌梗塞的發作。**只是大多數的患者往往會因為「急性心肌梗塞時安裝導管、支架而成功挽救生命」的病例，而保有「心導管、支架能延長心臟病患者壽命」的偏差印象，因此，常在心臟病並未發作時就預防性地安裝了支架，殊不知這

---

44 JAMA Intern Med,2014;doi:10.1001/ jamainternmed2013.9190.

45 COURAGE研究主要在於皮冠狀動脈血運重建，以及積極地指導驅動藥物評估，目前仍有許多醫生和學者進行實驗。此處的研究刊載於二〇一五年十一月《新英格蘭醫學期刊》。

46 「穩定型心絞痛」是指胸痛症狀在運動中發生，在休息或使用「舌下片」時可改善，而且在一個月以上都沒有大變化。而休息狀態下也發作的心絞痛，或是一般心絞痛之發作次數、程度和持續時間（例如十五～三十分鐘）比之前更嚴重，或是對藥物反應減弱，以及在心導管治療和繞道手術後仍痛者等，則屬「不穩定型心絞痛」。

麼做不僅沒有幫助，甚至還有很高的風險。

二〇〇七英國的國王學院找了兩百個有穩定性心絞痛的的病人，將病人隨機分為兩組：其中一百零五人執行氣球導管擴張術；另外九十五人做了假的手術，在六週之後，評估病人們運動的耐受度，結果發現兩組都沒有差別。紐約州立大學水牛城分校醫學院心血管專家波登，經過五年臨床試驗也發現：服用清脂劑（降膽固醇）等藥物又安裝支架的患者，與只服藥者相比，並沒有活得更久，心臟病發作機率也沒有比較低。其後續的新研究還發現：早年認為安裝導管、支架，至少病人的症狀（如減輕胸部疼痛、呼吸急促及其他因血管堵塞而引起的症狀）可以藉此得到改善，但這項優點後來也逐漸消失[47]。

從二〇〇七年開始一直持續到二〇一四年，整合分析所有大型長期追蹤穩定性心絞痛的COURAGE研究也發現：對於穩定性心絞痛的病人而言，氣球擴張術或支架治療僅能暫時性地紓解胸痛，無法預防心肌梗塞和減少死亡率[48]。

手術要注意出血、腎衰竭甚至死亡等嚴重風險

不僅如此，許多研究還發現預防性的安裝心導管、支架，有許多不可忽略的風險，像是發表在內科權威《刺胳針雜誌》二〇一八年的一項隨機單盲研究[49]就證實了：**預防性安裝心導管、支架，無法使病人的症狀獲得改善，而且病人還要承受出血、腎衰竭甚至死亡等嚴重風險**，尤其是出血的風險，研究顯示大概有一〇％的個案會產生嚴重的出血；此外，有三．三％的病人在放置支架打顯影劑的過程中，會導致某一個程度的急性腎衰竭[50]，而擺放的即使是昂貴的塗藥血管支架，每一年每一個支架仍有三〇％的再狹窄率，因而需要再重複放置支架（因為支架手術後反覆的再狹窄，前總統李登輝先生，

---

47 NEJM,2007.3.
48 NEJM,2015.11.
49 Lancet,2018;391:31-40.
50 Circulation,2014.

心臟裡就擺放了十一個支架）。而且放了支架之後，必須進行長期的雙重抗血小板的治療，這個雙重抗血小板治療，在第一年就會有八．八%因此產生嚴重的腸胃道出血。

值得注意的是，心臟病屬於慢性病，不少患者都是六、七十歲的老人家，然而英國倫敦大學學院最新研究[51]卻發現：**七十歲或更年長的病人植入支架，再中風及死亡風險，要比以手術通血管的病人還高出一倍！**有鑑於此，我才會在此特別提醒大家：心導管和支架雖然是心臟病發作時的有效急救手段，但**對於穩定性心絞痛的心臟病患者而言，為預防而進行這項治療，不僅沒有益處，甚至極可能有害**，而這一點，卻是你的心臟科醫師無法直接坦白說明的。

前文提過的新光醫院心臟內科洪惠風主任，是我很要好的良師益友。他曾經告訴我一個很爆笑的場面：在某個國際會議上，主席問臺下所有的心臟專科醫師：「你們是否認為，你做的心導管手術都有充足的理由？」結果所有的人都舉手。他再問了第二個問題：「你是否認為，你的同儕有『濫用心導管做不需要的檢查和治療』的嫌疑？」結果所有人又都舉起了手。這種情況雖然成為醫師間的笑談，但其實也反應出兩個問題：一是心導管、支架治療的濫用；二則反應出醫者的為難，畢竟心臟病一旦發作，患者性命便可能不保，因此就算有意識到心導管、支架的濫用問題，但醫師往往也只好「寧濫勿缺」，如此也才能避免醫療糾紛。然而這對患者來說，卻不是最好的選擇。

面對心臟病，建議你可以這麼做

——心血管疾病的救星：「控制三高」＋「體外反搏治療」

那麼，心臟病患者到底該怎麼做，才能有效控制病情、降低心肌梗塞的情況發生呢？其實心臟病是一種慢性病，目前雖然沒有治癒的方法，但我們有很好的改善治療手段，而當中我認為最基本、最有效又最無風險的方法，就是控制三高（高血壓、高血糖、高血脂），同時進行「EECP體外反搏」治療（見第二三二頁）。

---

51 Lancet, 2010.9.

【第一步】控制三高，就能穩定病情、有效預防心肌梗塞

首先，想有效控制心臟病、預防心肌梗塞發生，得先來弄清楚「心臟病發作」到底是怎麼一回事。心臟病發作基本上有兩種情況：一是脂肪經年累月堆積在血管壁造成動脈狹窄而引發心絞痛；二是動脈血管內的硬化斑塊破裂引發急性血栓，進而阻塞血管、導致血流中斷而引發急性心肌梗塞。

再進一步解釋，前者就像路邊攤販、違建所導致的道路狹窄、壅塞（長期、慢性的影響）；後者則有如瞬間土石流或違建崩塌時，所造成的道路坍方（短期、急性的影響）。因此**當心肌梗塞時，必須在心臟肌肉尚未完全壞死的十二小時黃金時間內及早打通血管，使其恢復通暢，緊急修理舊路（使用血栓溶解劑或安裝心導管、血管支架），或建設新的道路（繞道手術）**，這些的確是必要的手段。但假如土石流或違建崩塌的情況尚未發生，此時當然就不必修路、建路，而是必須疏通路邊攤販、違建，同時做好水土保持，才能維持道路暢通，而其中關鍵就在三高的控制。

根據《新英格蘭醫學期刊》研究[52]顯示：**對於穩定性心絞痛的病人而言，大部分的**

氣球擴張術或支架治療，僅能暫時性地紓解胸痛，無法預防心肌梗塞、減少死亡率，真正的治本之道還是要控制三高。二〇一七年三月，美國心臟學會發表 FOURIER 的研究結果也顯示：如果心血管疾病患者能把低密度脂蛋白膽固醇（LDL，即壞膽固醇）降到 20 ～ 30mg/dl，比起傳統的治療，更能進一步減低心臟病的發生，而且沒有明顯的副作用。

話雖如此，由於一般人的 LDL 數值大多介於 100 ～ 160mg/dl之間，很多人會認為 20 ～ 30mg/dl這個數值太過匪夷所思，但這的確是可以辦到。以我自己為例，由於長期攝取魚油，因此 LDL 的數值就一直都在 100mg/dl之內。事實上，**魚油不只能控制血脂，對血壓、血糖也具有很好的保健效果，而且魚油還可以使血管更有彈性，因此我建議心臟病患者日常保健應攝取足夠魚油，**其用法用量可參考前文提供的降血脂藥物一節（見第一九三頁），此處就不再贅述。

52 NEJM,11.

【第二步】運用體外反搏治療，改善心肌代謝並促進心臟血管新生

心臟病的治療除了透過整生活型態、藥物治療，以及搶救心肌梗塞的冠狀動脈繞道手術、心導管氣球擴張術和支架放置術外，心臟病患其實還有一項治療選擇，那就是「體外反搏療法」（Enhanced external counterpulsation，以下簡稱ＥＥＣＰ）。

提到ＥＥＣＰ，許多人都以為它是一種新療法，事實上，這項療法的概念已發展近半世紀，早在十年前，好友洪惠風主任的著作《為什麼心臟病總是突然發作？》一書中，對ＥＥＣＰ療法的原由、歷史、作用機制及學術研究結果就有詳細的敘述，只是它不像心導管、支架有明顯「緊急救命」的光環，加上不是每家醫療院所都有引進這項裝置，所以至今名氣不高，實際上它是一種可以改善症狀，又沒有風險的治療方式。

進行時只要穿上壓力褲，再運用一種非侵入性的機械輔助循環裝置，配合心跳做下肢擠壓：當心臟在收縮的時候，壓力褲跟著放鬆，而當心臟放鬆的時候，壓力褲則收縮起來，藉著壓力褲來靠提高主動脈舒張壓、減低主動脈收縮壓，使心臟冠脈血流量增加，進而改善心肌代謝與功能。長期下來，甚至還能增加心臟的血管新生，進一步改善

心肌功能，也因此EECP又常被稱為「血管新生療法」。

EECP是一種非侵入性的治療方式，且無論短期、長期來看都有顯著療效，因此目前美國心臟學會及歐洲心臟學會，在心血管疾病和心臟衰竭的相關治療指引中，都建議在符合相關適應症的患者身上使用EECP。

此外，由於EECP能明顯地增加心臟及全身各臟器血液的灌注、提升血液供應量，改善缺血的情形，因此**不只心臟病，許多缺血性疾病，包括：冠心病、心絞痛、心肌缺血、陳舊性心肌梗塞、心肌炎後遺症、腦動脈硬化、腦供血不足、椎基底動脈供血不足、缺血性腎臟病，或是具糖尿病等心血管疾病、小血管疾病的病人，都適合使用EECP治療**。

像是本文一開始的醫療案例中提到的患者「賽登輝」，後來就在我的建議下進行了EECP治療，當時僅治療了一週，就不再需要硝化甘油，定期治療至今已有九十四個月，不僅日常不再有心絞痛的症狀，而且還可以爬樓梯。另一名四十五歲的蔡小姐，是一名澎湖自然生態解說員，本身有糖尿病史，但不自知罹患紅斑性狼瘡，日前左側肢體癱瘓送醫時已意識不清，檢查發現她因紅斑性狼瘡引起血管壁發炎，導致腦幹血管及眼睛視網膜動脈阻塞，造成腦、眼同時中風。

後來蔡小姐嘗試EECP治療，利用外部壓力改善血液灌流，讓患部長出新血管，替代阻塞血管，一個月後竟奇蹟式恢復。如今她不僅恢復意識，還可站立、走路，左側肢體約恢復九成功能，而雙眼也從只見眼前晃動黑影，恢復到現在可看到電視字幕，完全見證了EECP的血管新生效果。

總之，**想預防心肌梗塞，安裝心導管及支架是沒有用的**，不僅無法因此避免心肌梗塞的發生，而且還因此得承受出血、腎衰竭甚至死亡等嚴重風險，因此若非緊急狀況，請千萬不要以身涉險。

此外，EECP治療心血管疾病和心臟衰竭的效果雖已備受醫界肯定，但治療前請務必先了解機器廠牌，因為近來有廠商引進中國廠牌（如：普X康），然而其效果與美製的體外反搏器有很大的落差，常出現心跳快的時候跟不上、充氣時間跟心電圖無法配合等情況，如此一來非但無法得到預期的治療效果，嚴重時甚至會危及生命安全，這一點務必特別注意。

3-8

生活最常見的不當用藥 & 治療⑧【腦動脈瘤手術】

發現一公分以下腦動脈瘤，立刻進行開刀手術

破裂機率低的非惡性腫瘤，應審慎評估動刀必要性

【引證單位&研究】美國、加拿大、歐洲等超過五十個治療機構的多中心研究（ISUIA）、韓國三星醫學中心（KI）、《J Human Hypertens》、《South Med》

開顱手術死殘風險高、後遺症嚴重，貿然動刀更危險

你不知道的醫療風險【臨床案例】

四十五歲的王小姐，每兩年就會為自己安排全身健檢，今年在健檢中心的建議下，特別增加了腦部核磁造影檢查，沒想到檢查後發現腦部有一顆〇．四公分動脈

瘤。進一步就診時，醫師建議她進行手術治療，她為此十分憂慮，畢竟腦部手術非同小可，但不手術又好像抱著一顆定時炸彈，隨時都得擔心動脈瘤破裂……到底她該不該接受手術呢？

國際多中心研究發現：一公分以下的動脈瘤，追蹤二十年只有〇．〇五％會破裂

腦部動脈瘤有別於一般腫瘤，是由於動脈血管壁受先天或後天（血流衝擊或感染等）的因素影響，形成一個向外突出、如吹氣球般的囊腫。據統計，每一百人中就有三～四人患有腦動脈瘤，女性比男性多。大多數的腦血管動脈瘤除非破裂，一般而言很難察覺，臨床大約有三分之一的患者是透過高階健檢，以腦部電腦斷層或者是磁振造影才發現。

然而，**腦部動脈瘤是動脈血管壁向外突出形成的囊腫，並不是惡性腫瘤，破裂機**

率也不高。不過，一旦破裂造成出血性腦中風，死亡率達三成，因此發現後，醫生一般都會要求馬上開刀，以除去動脈瘤破裂的風險。但以高風險的手術清除病灶——腦部動脈瘤，對患者而言，真的是最好的選擇嗎？

對於這個問題，很多人可能都會這樣想：雖然破裂的風險極低，但畢竟還是有破裂風險，不如防患於未然，早點動手術處理掉，這樣才能永絕後患。但事實上並沒有這麼簡單，根據目前國際上最大的多中心研究（匯集美國、加拿大、歐洲等超過五十個治療機構）「國際未破裂顱內動脈瘤研究」（ISUIA），對兩千六百二十一位動脈瘤患者進行長期追蹤顯示：**十～二十五毫米的動脈瘤，追蹤二十年只有一％會破裂；而直徑小於十毫米的動脈瘤，破裂率更只有〇．〇五％；只有直徑大於二十五毫米的動脈瘤，破裂率高於六％以上**。

該研究還以美國、加拿大、歐洲等治療中心的四千零六十位患者為研究對象，分為「未接受治療組」、「接受顯微外科手術組」和「接受介入治療組」，進行七年以上的追蹤，結果顯示：整體動脈瘤破裂出血的年發生率約為一．九％。相較之下，研究結果顯示**開顱手術風險更大，不容忽視**。例如後循環巨大動脈瘤手術的死亡率有九．六％，致殘率是三七．九％；巨大動脈瘤死亡率和致殘率則高達二〇％，這個比例遠遠高於未手術處理的一％破裂。

韓國三星醫學中心 Kl 發表在二〇一五年《神經外科回顧》期刊的研究也顯示：六百一十個動脈瘤患者在手術後，有二．三％的病人會出現臨床上明確的後遺症；九．二％有放射學上明確的後遺症。而ＩＳＵＩＡ另一項五年破裂風險統計的研究中，將腦動脈瘤的患者分為兩組：第一組總共有一千零七十七人，採不處理持續追蹤，結果五年內的破裂率為三．八％（四十一人），破裂的都是超過九毫米的腦動脈瘤；第二組共一千五百九十一人，採手術治療，結果僅僅在手術後一年內的死亡率就有二．七％（四十三個人），產生失智症或半身不遂等後遺症的患者為九．九％（一百五十七人），整體殘死率為一二．六％（兩百人）。

由此可見，**以手術清除腦部動脈瘤，對患者來說未必是最佳選擇，有時反而可能得因此承受更大的死亡和致殘風險。**

面對腦部動脈瘤，建議你可以這麼做

——以腫瘤大小決定是否手術，以生活健康管理穩定病情

那麼，當檢查發現有腦部動脈瘤，我們到底該怎麼辦？難道完全不管它嗎？當然不是！相對應的處置是絕對必要的。為此我提出以下兩項建議：

一公分以內的小動脈瘤，建議追蹤就好

首先是謹慎評估手術的必要性。對於哪些動脈瘤需要積極的手術治療，目前雖仍沒有統一的標準，但一般大於〇．五公分以上的腦動脈瘤，醫師為避免未來的風險，大多會建議手術。然而，透過國際多中心的研究發現：事實上十～二十五毫米的動脈瘤，破裂的風險極低（追蹤二〇年只有一％會破裂）；而相較之下，為此進行開顱手術的風險反而較高。所以我認為是否手術，應該更謹慎地評估，**尤其是一公分以下的小動脈瘤，破裂率只有〇．〇五％，若急切地以手術處裡，風險反而更大，建議定期追蹤就好。**

一般而言，第一次發現腦部動脈瘤應半年內追蹤，之後可間隔九個月～一年，若仍無變化，可延長至每年甚至每兩年追蹤。值得注意的是：大部分的腦血管動脈瘤破裂前，幾乎沒有前兆，只有約二～三成的患者會有雷擊般的頭痛，合併噁心、嘔吐等；有些人則是輕微頭痛，如果沒有就醫，也就無從了解病況。所以在此提醒腦動脈瘤患者：**在定期追蹤期間，切勿輕忽頭痛、頭暈、噁心、嘔吐等症狀，有問題仍應立刻就醫。**

控制血壓，善用營養補充品優化體內環境

一旦發現腦部動脈瘤，即使不做手術，也得**在體內創造一個有利的環境，降低動脈瘤破裂風險，例如：控制血壓與血糖、血脂、戒菸、養成規律運動習慣及良好生活作息。**研究已證實：高血壓和吸菸是動脈瘤破裂的高危因素，一定要好好控制。假如患者同時有高血壓病史，除了要遵守醫囑按時服藥，還請務必規律運動，因為運動可以讓血壓穩定。日常也應避免一些會讓血壓瞬間改變的事情，例如：生氣、太劇烈的活動、吃太辣的飲食等，泡溫泉最好十五分鐘內就起身等。此外，也可善用營養補充品。

●輔酶 Q 10

輔酶 Q 10 也具有降血壓的作用。一九九九年《J Human Hypertens》發表的一項八週雙盲對照研究發現：**每天攝取一百二十毫克的 CoQ 10，比起安慰劑組可以降低九%的血壓**。另一項於二〇〇一年《South Med》發表的雙盲對照研究也顯示，由八十三個收縮性高血壓個案所進行的十二週雙盲安慰劑對照，已證實每天使用六十毫克 CoQ 10，可以比安慰劑降低九%的血壓。

※輔酶 Q10 建議用法&用量
建議每日兩次，每次 100 mg即可。

●銀杏

德國研究發現：銀杏葉所萃取的黃酮體、雙黃酮體、銀杏內酯類化合物等物質，能活化血小板，避免血液結塊，使血管擴張，促進動脈、靜脈的血液流動，有助於預防心血管疾病、腦血栓與中風。銀杏葉製劑在治療高血壓的過程中，具有抗氧自由基損傷和抗脂質過氧化損傷的作用，可顯著升高血清總超氧化物岐化酶（T-SOD）的平均活性，並且釋放血管舒張因子、降低血液黏稠度，使血壓恢復正常。

圖表 33　銀杏建議用法＆用量

用法及用量	服用禁忌
一般保養建議，一天攝取 100 毫克即可。	高血壓患者應加強用量，要注意銀杏與降血壓藥物可能有加乘效果，服用前建議與醫師討論用量。 此外，由於銀杏具有活血作用，與抗凝血藥物或阿斯匹靈也可能產生加乘作用，使傷口難以癒合、流血不止，提高出血的危險性，因此，服用抗凝血藥物或阿斯匹靈的病患，應避免補充銀杏葉萃取物。 血小板功能異常、血癌患者、懷孕婦女也不宜服用銀杏。老人、小孩，以及胃潰瘍和十二指腸潰瘍患者，在服用前應先詢問醫師意見斟酌用量。

●紅麴

研究顯示，紅麴代謝物中的γ－胺基丁酸（GABA），可促使血管擴張、血管壁排列整齊、血管彈性增加，因而達到降血壓的功能。

一九九二年Tsuji醫生等人進行紅麴試驗，亦確認紅麴具有明顯降低血壓及抑制血壓上升的功效。此外，臨床顯示，**高血壓患者每日攝取二十七公克的紅麴，有明顯的降血壓效果。**

結語

醫療圈內規範公開！你一定要知道的「醫療避險清單」：

對一般患者不必進行的 45 種過度醫療

由於篇幅限制，加上考量現代人生活忙碌，本書只針對臺灣人的醫療現況，精選四種影響最鉅的不當檢查，以及八種不當用藥、治療。但不當醫療行為不僅如此而已。**事實上，自二〇一二年全球醫界掀起「明智選擇」運動以來，目前被各大醫學會所指出的「不建議的醫療行為」已經超過兩百五十種。**因此，在詳細分析臺灣人最常做的不當醫療行為之後，最後我特別再以列表方式，以九大類、各類五項目呈列四十五種一般患者不該進行的過度醫療行為。目的在於提醒各位，在進行這些檢查或治療之前，務必更加謹慎地停、看、聽，做出最佳的醫療選擇。

影像放射學診治

建議來自：美國放射醫學會

美國放射醫學會提出，不要輕易對就診者進行X射線檢查，尤其是下列五種項目：

1 禁止對**沒有合併症的頭痛患者**，進行有輻射性的影像學檢查。

2 禁止對**沒有中、高度危險因素的可疑肺栓塞（Pulmonary embolism, PE）患者**，進行有輻射性的影像學檢查。

3 經病史或體檢**找不到特殊病因的門診患者**，應避免在入院或術前對其進行胸部X光檢查（疑診急性心肺疾病或有慢性穩定性心肺疾病病史，而且「近六個月內未接受胸部X光檢查的七十歲以上患者」除外）。

4 **懷疑罹患闌尾炎的兒童患者**，應首選超音波檢查，只有在超音波檢查後仍不明確，才能考慮進行電腦斷層檢查。

5 禁止對**無關緊要的囊腫**，進行放射性影像學追蹤檢查。

腫瘤學診治

建議來自：美國臨床腫瘤學會

美國臨床腫瘤學會提出，應避免下列五項診治：

1 具有以下特徵的腫瘤患者，不應給予抗腫瘤治療：**體能狀態差、從之前實證治療中無獲益、不具臨床試驗資格，以及無強烈證據支持抗腫瘤治療的臨床效益。**

2 在對**轉移風險較低的早期前列腺癌進行分期**時，禁止對患者應用正子斷層掃描、電腦斷層或放射性核醫骨骼掃描。

3 在對**轉移風險較低的早期乳癌進行分期**時，禁止對患者應用正子斷層掃描、電腦斷層或放射性核醫骨骼掃描。

4 對**已進行乳癌根治治療的無症狀患者**，禁止監測生物標誌物，或進行正子斷層掃描、電腦斷層或放射性核醫骨骼掃描。

5 對**中性球減少風險小於二〇%的患者**，禁用白血球刺激因子進行原發預防。

核子醫學心臟病學診治

建議來自：美國核子醫學心臟醫學會

美國核子醫學心臟醫學會提出，應避免下列五項診治：

1 除非存在高風險因素，禁止對**無心臟症狀的患者**，進行心臟壓力影像學檢查或冠狀動脈造影。

2 禁止對**低風險患者**進行心臟影像學檢查。

3 對**無症狀患者**，禁止將放射性核子醫學檢查作為常規追蹤的一部分。

4 對**低、中度風險非心臟手術的患者**，禁止在術前進行心臟影像學檢查。

5 在心臟影像學檢查中應**盡可能減少射線曝露**，例如：當獲益有限時不應進行此類檢查。

胃腸病診治

建議來自：美國腸胃病學會

美國胃腸病學會提出，應注意和避免下列五項診治：

1 **胃食道逆流患者**接受藥物治療時，若長期應用抑酸藥物（如氫離子幫浦抑製劑，或Ｈ２受體拮抗劑），必須滴定至可達治療目標之最低有效劑量。

2 **一般風險人群**接受大腸鏡檢查後，禁止在十年內重複對其篩查大腸癌。

3 **初次大腸鏡檢查時存在一～二個小的（小於一公分）腺瘤型息肉、無高度不典型增生且經內鏡已完全摘除的患者**，至少五年內不得再次進行大腸鏡檢查。

4 診斷為**巴雷特食道的患者**（柱狀腺上皮取代正常鱗狀上皮的一種生化狀態，為食道腺癌發生中最重要的危險因素），若經再次內視鏡檢查且病理活檢證實不存在不典型增生時，至少在三年內禁止對其進行追蹤監測。

5 對於**功能性腹痛症候群患者**，除非臨床體檢或症狀出現較大的變化，否則禁止再次進行電腦斷層掃描。

內科學診治

建議來自：美國醫師學會

美國醫師學會提出，應避免下列五項診治：

1 對於**僅暈厥但無癲癇發作、或患有其他神經系統症狀或理學檢查發現的患者**，中樞神經系統性疾病的可能性極低，大腦影像學檢查不能改善預後，因此禁用。

2 對於**低風險的無症狀冠心病患者**，禁止進行心臟負荷試驗。

3 對**非特異性背痛患者**，禁止進行影像學檢查。

4 對於**靜脈血栓栓塞風險較低的患者**，禁止用影像學檢查作為初始檢查的手段，應先檢測高敏感度D二聚體。

5 當**對胸腔病理檢查結果無疑問**時，禁止對患者術前進行X光檢查。

心臟病學診治

建議來自：美國心臟醫學會

美國心臟醫學會提出，應避免下列五項診治：

1 對於**因心臟病發作而接受經皮冠狀動脈介入治療的患者**，與心臟病發作無關的血管不必置入支架。

2 **心臟病患者無症狀，或不存在糖尿病、周邊動脈疾病等高危險因子**時，禁止對患者進行心臟影像學檢查，尤其是壓力試驗或高級無創影像學檢查。

3 **在理學檢查或症狀無變化的心臟病患者**中，心臟影像學檢查——尤其是壓力試驗或高級無創影像學檢查，不能作為每年的常規檢查手段。

4 在**進行與心臟病無關的低危險手術前**，禁止對患者進行心臟影像學檢查，尤其是壓力試驗或高級無創影像學檢查。

5 對於**理學檢查或症狀無變化的輕度心臟瓣膜病患者**，超音波心臟掃描不能作為常規追蹤檢查的手段。

過敏、哮喘和免疫學診治

建議來自：美國過敏、哮喘和免疫學研究院

美國過敏、哮喘和免疫學研究院提出，應避免下列五項診治：

1 在**評估是否過敏**時，禁止對就診者進行未經確證的診斷性試驗，例如：免疫球蛋白G（IgG）檢測或濫用免疫球蛋白E（IgE）電泳試驗。

2 在治療無併發症的急性鼻竇炎時，禁止對患者做鼻竇電腦斷層或濫用抗生素；若決定用藥，則應首選阿莫西林。

3 禁止對**慢性蕁麻疹**常規進行診斷性試驗，例如：針對吸入物或食品開展皮膚或血清特異性免疫球蛋白E的檢查。

4 **除非接種疫苗後抗原特異性免疫球蛋白（Ig）抗體產生受損**，否則禁止給予免疫球蛋白替代治療預防感染。此外，選擇性免疫球蛋白A（IgA）缺乏，並非注射免疫球蛋白的適應症，目前還沒有IgA製劑，一般唯有使用抗生素治療。

5 在**未檢測肺活量**的情況下，不得診斷或治療哮喘。

家庭醫學診治

建議來自：美國家庭醫師學會

美國家庭醫師學會提出，應禁止下列五項診治：

1 除非存在嚴重或進展性神經系統缺陷，或臨床懷疑存在嚴重的合併症（如骨髓炎）等情況，否則**禁止對背痛患者在前六週內進行脊柱影像學檢查**。

2 除非症狀持續七天或症狀在首次改善後加重，禁止為**急性輕中度鼻竇炎患者**給予常規處方抗生素。

3 **年齡小於六十五歲的女性，或年齡小於七十歲的男性**，若無危險因素，禁止對其採用雙能量X光吸收法篩查骨質疏鬆。

4 禁止對**無症狀低危險人群**，每年常規進行心電圖或其他心臟檢查。

5 禁止對**非腫瘤疾病患者**進行子宮切除術，禁止對年齡小於二十一歲的女性進行子宮頸抹片檢查。

腎臟病學診治

建議來自：美國腎臟病學會

美國腎臟病學會提出，應禁止下面五項診治：

1 對於**壽命有限，而且無癌症症狀或理學檢查發現的透析患者**，禁止常規進行腫瘤篩檢。

2 對**無貧血症狀、血紅蛋白大於10g/dl的慢性腎臟病患者**，禁止對其給予紅血球生成素治療。

3 對**高血壓、心臟衰竭或慢性腎臟病患者**，應避免使用非類固醇消炎藥物。

4 在未諮詢腎臟科醫生的前提下，禁止**對Ⅲ、Ⅳ期慢性腎臟病患者**，進行經周邊靜脈置入中心靜脈導管。

5 在**患者及其家庭與醫生之間尚未共同做出治療決策**前，禁止開始長期透析治療。

我仍要提醒：了解真相、聰明選擇、遠離風險，只做真正需要的健檢與醫療。

名醫圖解 4019

你做的檢查、治療都是必要的嗎？

小心！過度的醫療行爲，反而嚴重傷害你的健康！

黃金暢銷版

作者　江守山
封面攝影　水草攝影工作室
封面設計　mollychang.cagw.
內頁設計　王信中
特約編輯　黃麗煌
特約主編　唐　芩
社內主編　李志煌
特約企劃　一起來合作
行銷經理　王思婕
總編輯　林淑雯

讀書共和國出版集團
社長　郭重興
發行人兼出版總監　曾大福
業務平臺總經理　李雪麗
業務平臺副總經理　李復民
實體通路經理　林詩富
網路暨海外通路協理　張鑫峰
特販通路協理　陳綺瑩
印務　黃禮賢、李孟儒
出版者　方舟文化出版
發行　遠足文化事業股份有限公司
地址：231 新北市新店區民權路108-2號9樓
電話：（02）2218-1417　傳眞：（02）8667-1851
劃撥帳號：19504465　戶名：遠足文化事業股份有限公司
客服專線：0800-221-029　E-MAIL：service@bookrep.com.tw
網站：www.bookrep.com.tw
印製　通南彩印股份有限公司
電話：（02）2221-3532
法律顧問　華洋法律事務所　蘇文生律師
定價　380元

二版二刷　2024年9月

本書初版爲方舟文化出版之《你做的檢查、治療都是必要的嗎？—小心！過度的醫療行爲，反而嚴重傷害你的健康！》

歡迎團體訂購，另有優惠，請洽業務部（02）2218-1417 #1124

國家圖書館出版品預行編目（CIP）資料
你做的檢查、治療都是必要的嗎？：小心！過度的醫療行爲，反而嚴重傷害你的健康！（黃金暢銷版）／江守山著
-- 二版. --新北市：方舟文化出版：遠足文化發行，2021.06；256面；14.8×21公分 --（名醫圖解；4019）
ISBN 978-986-99313-7-3（平裝）　1. 醫學 2. 醫療服務　410　109014010

方舟出版

感謝您購買《你做的檢查、治療都是必要的嗎？》

我們相信書的存在是為了產生對話，請讓我們聽到您的聲音。

請回想您和這本書的相識過程，填寫下表後直接郵遞，感謝您的參與，期待下次再見！

關於這本書

我是這樣認識這本書的…

□書店 □網路 □報紙 □雜誌 □廣播 □親友 □讀書會 □公司團購

□其實是從＿＿＿＿＿＿＿＿知道的

發現這本書…

□主題有趣 □資訊好用 □設計有質感 □價格可接受

□贈品 / 活動好厲害 □適合送人 □喜歡作者

□＿＿＿＿＿＿都推了 **我就決定買它了！**

然後去 □連鎖書店的＿＿＿＿＿＿＿＿ □網路書店的＿＿＿＿＿＿

□團購 □其他＿＿＿＿＿＿＿＿ 購買，

看完後 5~1 評分的話

書名＿＿＿ 封面＿＿＿ 內容＿＿＿ 排版＿＿＿ 印刷＿＿＿ 價格＿＿＿ 整體＿＿＿

會這麼評是因為＿＿＿＿＿＿＿＿＿＿＿＿＿＿＿＿

＿＿＿＿＿＿＿＿＿＿＿＿＿＿＿＿＿＿＿＿＿＿＿

關於我

本名＿＿＿＿＿＿＿＿＿＿□男 □女

生日＿＿＿年＿＿＿月＿＿＿日

家住 □□□ ＿＿＿＿市／縣 ＿＿＿＿鄉／鎮／市區 ＿＿＿＿路／街

＿＿＿＿段 ＿＿＿＿巷 ＿＿＿＿弄 ＿＿＿＿號 ＿＿＿＿樓／室

Email ＿＿＿＿＿＿＿＿@＿＿＿＿＿＿＿＿＿＿

電話＿＿＿＿＿＿＿＿＿＿＿＿＿＿＿＿＿＿＿＿

現在 □ 19 歲以下 □ 20~29 歲 □ 30~39 歲 □ 40~49 歲 □ 50~59 歲 □ 60 歲以上

學歷 □國小以下 □國中 □高中職 □大專 □研究所以上

職業 □製造 □財金 □經營 □醫療 □傳播 □藝文 □設計 □餐旅

□營造 □軍公教 □科技 □行銷 □自由 □家管 □學生 □退休

□實不相瞞，我是＿＿＿＿＿＿＿＿＿＿

我習慣從＿＿＿＿＿＿＿＿認識好書後，再去＿＿＿＿＿＿＿＿＿買書。

我最喜歡 □文學小說 □人文科普 □藝術美學 □心靈養身 □商業財經 □史地

□親子共享 □幼兒啟蒙 □圖畫書 □生活娛樂 □具體來說是＿＿＿＿啦！

最後我必須告訴讀書共和國＿＿＿＿＿＿＿＿＿＿＿＿＿＿＿＿

＿＿＿＿＿＿＿＿＿＿＿＿＿＿＿＿＿＿＿＿＿＿＿

□ 為享有完善客服 & 最新書訊，我同意讀書共和國所屬出版社依個資法妥善保存使用以上個人資料

廣告回信
臺灣北區郵政管理局登記證
第14437號

請直接投郵・郵資由本公司支付

沿虛線剪下

23141
新北市新店區民權路108-4號8樓
遠足文化事業股份有限公司　收

讀書共和國
BOOK REPUBLIC　www.bookrep.com.tw

請沿線對折裝訂

方舟出版

名醫圖解 019
你做的檢查、治療都是必要的嗎？